Sakshi Chopra
Sandhya Kapoor Punia

Endodontia e saúde sistêmica

Sakshi Chopra
Sandhya Kapoor Punia

Endodontia e saúde sistêmica

"Desvendando as complicações"

ScienciaScripts

Imprint

Any brand names and product names mentioned in this book are subject to trademark, brand or patent protection and are trademarks or registered trademarks of their respective holders. The use of brand names, product names, common names, trade names, product descriptions etc. even without a particular marking in this work is in no way to be construed to mean that such names may be regarded as unrestricted in respect of trademark and brand protection legislation and could thus be used by anyone.

Cover image: www.ingimage.com

This book is a translation from the original published under ISBN 978-620-8-42706-1.

Publisher:
Sciencia Scripts
is a trademark of
Dodo Books Indian Ocean Ltd. and OmniScriptum S.R.L publishing group

120 High Road, East Finchley, London, N2 9ED, United Kingdom
Str. Armeneasca 28/1, office 1, Chisinau MD-2012, Republic of Moldova, Europe
Managing Directors: Ieva Konstantinova, Victoria Ursu
info@omniscriptum.com

Printed at: see last page
ISBN: 978-620-2-74127-9

Índice

1. INTRODUÇÃO

As condições médicas comuns com que o dentista se depara na prática diária e que requerem conhecimentos adicionais incluem doenças cardíacas, doenças pulmonares, hipertensão, diabetes, distúrbios hemorrágicos, doentes grávidas, interações medicamentosas múltiplas, doenças infecciosas, complicações renais, diabetes e doentes submetidos a radioterapia[1].

Quando o tratamento é efectuado num indivíduo saudável, é suficiente concentrar-se na parte técnica do procedimento, mas quando é necessário tratar pacientes com doenças sistémicas que estão sob controlo médico, é igualmente importante evitar qualquer potencial emergência ou complicação médica.[1]

A gestão dentária de pacientes medicamente comprometidos pode ser por vezes problemática em termos de complicações orais, terapia dentária e cuidados de emergência. Um dos desafios que os especialistas em medicina dentária enfrentam atualmente é a avaliação e a gestão destes pacientes.[1]

Foram relatadas várias complicações sistémicas de infecções orais. Algumas das mais comuns incluem endocardite bacteriana, enfarte do miocárdio, abcesso cerebral, infecções ósseas, antrais e da corrente sanguínea.[2]

Em pacientes com distúrbios de coagulação ou tomando anticoagulantes, mesmo em dentes comprometidos, o tratamento endodôntico ou retratamento deve ser a opção preferida. No entanto, o processo de limpeza e moldagem deve ser confinado aos limites do canal radicular e o alargamento intencional do forame seria completamente contraindicado.[2]

A prática da medicina dentária continua a evoluir, não só nas técnicas e procedimentos, mas também nos tipos de pacientes encontrados. Com o aumento do número de pacientes dentários, especialmente entre os adultos mais velhos que têm problemas médicos crónicos, os dentistas devem manter-se informados sobre uma vasta gama de condições médicas e considerações sobre medicamentos.[3]

Muitas doenças crónicas ou os seus tratamentos requerem alterações na prestação de tratamento dentário. A não realização de modificações adequadas no tratamento pode ter consequências clínicas graves. A chave para uma gestão dentária bem sucedida de um paciente medicamente comprometido é uma avaliação minuciosa do paciente seguida de uma avaliação cuidadosa do risco para determinar se um procedimento planeado pode ser tolerado com segurança.[3]

A questão fundamental que deve ser abordada é se o benefício do tratamento dentário compensa o risco de ocorrência de uma complicação médica durante o tratamento ou em resultado do mesmo. Esta avaliação começa com uma revisão minuciosa da história clínica, alargada, se necessário, pela discussão de quaisquer questões relevantes com o doente e prossegue com a identificação de drogas ou medicamentos que o doente está a tomar (ou que é suposto estar a tomar), examinando o doente quanto a sintomas e sinais de doença, bem como obtendo sinais vitais, revendo os resultados de exames imagiológicos e laboratoriais actuais e obtendo uma consulta médica, se necessário.[3]

A compreensão do estado geral de saúde do doente dentário é necessária na prática dentária, uma vez que pode influenciar o tratamento dentário dos doentes. Com os avanços nos conhecimentos médicos e na tecnologia, cada vez mais pacientes medicamente comprometidos sobrevivem às suas doenças e procuram cuidados dentários abrangentes. À medida que a proporção de pessoas idosas na população continua a aumentar, haverá mais pacientes com problemas médicos.[4]

É importante notar que vários pacientes iniciaram o tratamento médico de problemas não diagnosticados em resultado de consultas efectuadas no âmbito de cuidados dentários. O dentista pode ser o primeiro profissional de saúde a identificar sinais de um problema médico através da história e da avaliação diagnóstica. Os dentistas também devem consultar os médicos dos pacientes se houver achados clínicos invulgares ou se o paciente não responder aos regimes terapêuticos normais.[4]

Vários casos com respostas atrasadas resultaram da falta de sensibilização do doente para a importância da consulta médica no seu tratamento dentário. Para aumentar a adesão, sugerem-se as seguintes medidas sublinhar a importância da consulta médica aos doentes escrever a consulta médica em vez de a escrever à mão para aumentar a legibilidade evitar a utilização de abreviaturas comunicar diretamente com os médicos quando necessário, e desenvolver mecanismos para acompanhar o processo.[4]

A manipulação endodôntica pode resultar em reacções adversas, particularmente se o historial médico do paciente tiver factores de risco pré-existentes. O clínico não só deve estar ciente das emergências médicas comuns que podem surgir durante o tratamento de pacientes, mas também especificamente durante a manipulação e o tratamento endodôntico. A gestão endodôntica em relação a pacientes irradiados, pacientes grávidas e pacientes com doença cardíaca pré-existente, articulações protéticas, diabetes mellitus, osteoporose, distúrbios hemorrágicos, acidente vascular cerebral, distúrbios respiratórios comuns e alergias ao látex é destacada, incluindo todas as precauções necessárias antes do tratamento.[5]

Os cientistas têm trabalhado incansavelmente para aumentar a eficácia e reduzir as reacções adversas relacionadas com a lidocaína. Apesar de as reacções alérgicas à lidocaína serem bastante raras, podem ser verdadeiras. Nomeadamente, os doentes que são alérgicos à lidocaína representam um desafio para o dentista em termos de tratamento adequado e de gestão da dor pós-operatória. Além disso, o limite aceitável para a incidência de alergias verdadeiras à lidocaína é inferior a 1%, pelo que os profissionais devem ter formação e educação adequadas para gerir e diagnosticar uma verdadeira reação alérgica à anestesia local. Infelizmente, a falta de sensibilização para as reacções adversas à anestesia local, bem como a falta de testes de alergia, diagnóstico e gestão, resultaram em consequências dentárias inevitáveis. Por conseguinte, a nossa revisão tem como objetivo fornecer descrições informativas sobre a anestesia local e as suas reacções adversas.[6]

Quando o tratamento endodôntico está indicado, o cumprimento das recomendações consensuais e a aplicação de normas de boas práticas são essenciais para o médico evitar complicações infecciosas que podem ser fatais. Assim, os limites e os requisitos biomecânicos do tratamento endodôntico argumentam a favor da profilaxia antibiótica em pacientes com risco de infeção à distância.[7]

No coração, os germes causam complicações como a endocardite infecciosa. A endocardite bacteriana ocorre em cerca de um terço dos casos em indivíduos presumivelmente saudáveis, fora dos gestos, o que exige uma prevenção global, nomeadamente oral, adaptada a toda a população . Por outro lado, a realização de gestos susceptíveis de provocar bacteriemia em doentes cardíacos que se sabe terem endocardite é uma situação de risco.[7]

Nos últimos anos, as investigações epidemiológicas e experimentais destacaram uma associação entre a má saúde oral dos pacientes e a sua má saúde geral. Assim, os agentes patogénicos dentários e periodontais são agora considerados um fator de risco entre outros, como o tabagismo, o excesso de peso, a inatividade física e a idade. O tratamento endodôntico com manobras instrumentais, se não for realizado corretamente, pode provocar a libertação de microorganismos. Estes germes passam para a circulação sanguínea ou linfática e fixam-se no endocárdio. É a infeção focal na porta de entrada do dente.[7]

A utilização de vários materiais dentários, desde o diagnóstico à reabilitação, para o tratamento de doenças orais, não está isenta do risco potencial de induzir reacções alérgicas no doente, no técnico e no dentista. As reacções alérgicas mais comuns no pessoal dentário são as alergias ao látex, aos acrilatos e ao formaldeído.[8]

Enquanto os polimetilmetacrilatos e o látex desencadeiam reacções de hipersensibilidade retardada, o metabissulfito de sódio e o níquel provocam reacções imediatas. Nos últimos anos, devido ao aumento do número de doentes com alergias a diferentes materiais, os médicos dentistas devem ter conhecimentos sobre alergias documentadas a materiais conhecidos e, assim, evitar tais manifestações alérgicas na clínica dentária.[8]

As reacções alérgicas estão a tornar-se predominantes na população em geral e os materiais utilizados para obturação dentária, instrumentos ortodônticos, etc., devem satisfazer as especificações de biocompatibilidade, uma vez que são indicados durante um longo período de tempo na cavidade oral. O primeiro caso de alergia a metal dentário ocorreu devido a restaurações de amálgama na cavidade oral que resultaram em estomatite e dermatite à volta do ânus (Fleischmann 1928).[8]

As reacções alérgicas manifestam-se sob a forma de urticária, inchaço, erupção cutânea e rinorreia, que também podem causar situações de risco de vida, como edema da laringe, anafilaxia e arritmias cardíacas. Por conseguinte, deve ser considerada a sensibilidade individual dos materiais dentários disponíveis .[8]

Para estabelecer o diagnóstico, é essencial obter uma história adequada relacionada com a alergia, o exame clínico e testes confirmatórios como os testes Patch e MELISA (Memory lymphocytes Immunostimulation Assay). Assim, devido ao aumento do número de pacientes com alergias a diferentes materiais, os médicos dentistas devem estar cientes das alergias documentadas a materiais conhecidos e, assim, prevenir manifestações alérgicas na clínica dentária.[8]

Todos os dentistas e o pessoal dos consultórios dentários devem estar preparados para reconhecer e tratar as reacções adversas utilizando as diretrizes actuais adequadas. A terapia endodôntica, em vez da extração, pode ser o tratamento de escolha para pacientes medicamente comprometidos devido ao seu estado de saúde e psicológico.

Hoje em dia, os endodontistas estão muito bem informados sobre as doenças sistémicas e podem oferecer um tratamento endodôntico de alto nível, ao mesmo tempo que minimizam o potencial problema relacionado com a saúde geral do paciente.[1]

2. TERMINOLOGIAS

- **Abcesso:** - Infeção com supuração resultante do aprisionamento de agentes patogénicos num espaço confinado.
- **Imunidade adquirida:** - Um tipo de imunidade que se desenvolve quando o sistema imunitário de uma pessoa responde a uma substância ou microrganismo estranho, ou que ocorre depois de uma pessoa receber anticorpos de outra fonte.
- **Alergia:** - Uma resposta exagerada do sistema imunitário do organismo a substâncias inertes presentes no ambiente.
- **Anestesia:** - Perda de sensibilidade ou sensação resultante da utilização de certos medicamentos ou gases que actuam como neurotransmissores inibitórios.
- **Anafilaxia**: - Reação aguda, potencialmente fatal, de vários órgãos, causada pela libertação de mediadores químicos dos mastócitos e basófilos.
- **Antibióticos:** - Um tipo de produtos antimicrobianos utilizados para o tratamento e a prevenção de infecções bacterianas. Os antibióticos podem matar ou inibir o crescimento bacteriano.
- **Antigénio:** - Uma substância que faz com que o seu sistema imunitário produza anticorpos contra ela. Isto significa que o seu sistema imunitário não reconhece a substância e está a tentar combatê-la.
- **Endocardite bacteriana:** - Infeção que afecta o endocárdio em defeitos valvulares, murais e septais, bem como em curto-circuitos arteriovenosos e arterio-arteriais
- **CBCT:** - Um método de imagiologia radiográfica que permite a obtenção de imagens tridimensionais (3D) exactas de estruturas de tecidos duros.
- **TAC:** - Uma técnica de imagiologia médica que utiliza a tecnologia de raios X para produzir imagens detalhadas de secções transversais do corpo.
- **Dermatite:** Uma variedade de condições cutâneas diferentes que partilham o mesmo padrão de reação inflamatória com manifestações clínicas semelhantes.
- **Enfisema**: - Uma das doenças respiratórias obstrutivas em que os tecidos pulmonares são extensamente danificados. A lesão dos tecidos pulmonares resulta na perda das paredes alveolares. Devido a este facto, o recuo elástico

dos pulmões também se perde.

- **Hematoma**: - Contusão que resulta da lesão de um vaso sanguíneo e de uma pequena quantidade de sangue que escapa para o tecido circundante e coagula.
- **Hemorragia:** - Grandes quantidades de sangue que escapam para o tecido circundante sem coagulação quando um vaso sanguíneo é gravemente ferido.
- **Hiperestesia:** - Condição que envolve um aumento anormal da sensibilidade aos estímulos dos sentidos. Os estímulos dos sentidos podem incluir sons que se ouvem, alimentos que se provam, texturas que se sentem, etc.
- **Hipersensibilidade**: - Um estado exagerado ou inapropriado da resposta imunitária normal com o aparecimento de efeitos adversos no organismo.
- **Hipertensão** arterial: - Pressão arterial elevada, definida como pressão arterial sistólica (PAS) igual ou superior a 140 mmHg ou pressão arterial diastólica (PAD) igual ou superior a 90 mmHg.
- **Hipotensão:** - Uma descida da pressão arterial sistémica abaixo de um nível baixo aceitável. As pressões inferiores a 90/60 são consideradas hipotensivas.
- **Imunidade:** - A resposta protetora específica do corpo a um agente ou organismo estranho invasor.
- **Infeção:** - Processo pelo qual ocorre a invasão e a multiplicação de agentes patogénicos.
- **Inflamação**: - Uma resposta protetora que envolve células do hospedeiro, vasos sanguíneos, proteínas e outros mediadores que se destina a eliminar a causa inicial da lesão celular, bem como as células e tecidos necróticos resultantes do insulto original, e a iniciar o processo de reparação.
- **Imunidade inata:** - É a primeira resposta do sistema imunitário do organismo a uma substância estranha nociva.
- **Lesão:** - É o dano fisiológico ao tecido vivo de qualquer organismo, seja em seres humanos, em outros animais ou em plantas.
- **Anestesia local:** - Perda de sensibilidade numa área circunscrita do corpo causada pela depressão da excitação nas terminações nervosas ou pela inibição do processo de condução nos nervos periféricos.
- **Infiltração local:** - Tipo de injeção que anestesia uma pequena área, um ou

dois dentes e estruturas associadas, quando o agente anestésico local é depositado perto das terminações nervosas terminais.

- **Linfadenopatia:** - Processo em que se verifica um aumento do tamanho e uma alteração da consistência do tecido linfoide.
- Ressonância **magnética: - A ressonância** magnética (RM) utiliza um forte campo magnético e ondas de rádio para criar imagens pormenorizadas dos órgãos e tecidos do corpo.
- **Pacemakers:** - Dispositivos geradores de atividade eléctrica utilizados para tratar doentes com ritmo cardíaco lento ou bloqueios cardíacos sintomáticos e em doentes com insuficiência cardíaca.
- **Parestesia:** - Sensação anormal de uma área, como ardor ou formigueiro.
- **Subluxação**: - Episódio agudo em que ambas as articulações se deslocam, frequentemente devido a uma protrusão e depressão mandibular excessivas.
- **Taquicardia:** - Condição caracterizada por um ritmo cardíaco acelerado, que pode ser causada por vários factores, como fornecimento inadequado de oxigénio, dor, efeitos de medicamentos ou condições médicas subjacentes.
- Perturbação **temporomandibular (DTM):** - Perturbação que envolve uma ou ambas as articulações temporomandibulares.
- **Reflexo trigémino-cardíaco:** - Diminuição súbita da frequência cardíaca e da pressão arterial média de mais de 20% em relação aos valores de base. Estas alterações hemodinâmicas são explicadas por uma manipulação física (mecânica, eléctrica) ou química de qualquer um dos ramos sensoriais envolvidos do nervo trigémeo.

3. HISTÓRIA

A história das complicações sistémicas devidas a procedimentos endodônticos reflecte a evolução da ciência dentária, especialmente no que diz respeito à relação entre a saúde oral e as condições sistémicas gerais.[9]

Para melhor compreender esta progressão, vamos explorar o tópico com maior detalhe histórico, abrangendo períodos e marcos significativos no desenvolvimento da endodontia, as suas implicações para a saúde sistémica e a forma como a compreensão evoluiu ao longo do tempo.[9]

Medicina dentária antiga e medieval; compreensão limitada

- Civilizações antigas: As práticas dentárias remontam a milhares de anos, com provas de tratamentos rudimentares, como extracções de dentes e a utilização de remédios à base de plantas para as dores de dentes no antigo Egito, Grécia e Roma. No entanto, a compreensão da relação entre as infecções orais e a saúde sistémica era mínima. As infecções provocadas por condições dentárias não tratadas conduziam frequentemente a doenças graves ou à morte devido à falta de tratamentos eficazes e de compreensão das infecções bacterianas.[10]

- Idade Média: Durante os tempos medievais na Europa, a saúde oral era, em grande parte, uma questão de remédios populares, e as infecções dos dentes eram frequentemente fatais. A compreensão das bactérias e das infecções era ainda inexistente. Não era raro que as infecções dentárias se propagassem sistemicamente, levando muitas vezes a sépsis ou à morte.[10]

Século XVII-XVIII; Surgimento da medicina dentária científica

- Século XVII: O início da medicina dentária moderna pode ser atribuído ao trabalho de Pierre Fauchard, frequentemente considerado o "pai da medicina dentária moderna". No seu livro de 1728 "Le Chirurgien Dentiste", Fauchard lançou as bases para a compreensão das doenças e infecções orais, embora o conceito de implicações sistémicas das infecções dentárias fosse ainda rudimentar.[10]

- Século XVIII: O século XVIII assistiu a um aumento da consciencialização para a higiene oral, mas as extracções dentárias continuavam a ser a solução mais comum para os dentes infectados. A ligação entre as infecções dentárias e as doenças sistémicas era vagamente reconhecida, mas a falta de conhecimento científico significava que muitas infecções dentárias resultavam em complicações graves, incluindo a morte por sepsia ou abcessos.[10]

Século XIX; O nascimento da endodontia e da teoria dos germes

- Invenção da Endodontia: O século XIX marcou um ponto de viragem na medicina dentária com o advento da endodontia, o ramo da medicina dentária que se ocupa do tratamento de doenças da polpa dentária. Louis I. Grossman, uma figura central no desenvolvimento da endodontia, avançou com técnicas para preservar os dentes, removendo a polpa infetada e selando os canais radiculares. No entanto, os primeiros procedimentos de canal radicular eram rudes para os padrões modernos, e as complicações sistémicas eram mais comuns devido ao risco de infeção.[9]

- Teoria dos germes: O desenvolvimento da teoria dos germes por Louis Pasteur e Robert Koch no final do século XIX revolucionou a medicina, incluindo a medicina dentária. Esta compreensão das bactérias e do seu papel na causa das infecções foi fundamental para reduzir as complicações sistémicas dos procedimentos dentários. A ideia de que as bactérias de uma infeção dentária podiam propagar-se a outras partes do corpo ganhou aceitação. Os dentistas começaram a reconhecer a importância da prevenção de infecções durante e após os procedimentos dentários.[9]

- Infeção dentária e impacto sistémico: Antes da descoberta dos antibióticos, as infecções dentárias podiam facilmente propagar-se a outras partes do corpo. Os doentes que sofriam de abcessos dentários corriam o risco de contrair infecções sistémicas graves, como a angina de Ludwig ou a osteomielite. As extracções dentárias eram muitas vezes realizadas como o principal método de tratamento para evitar a propagação sistémica, mas tal implicava os seus próprios riscos. As infecções pós-extração eram uma causa significativa de doença sistémica e morte.[9]

Início do século XX: Teoria e Controvérsia da Infeção Focal

- Teoria da Infeção Focal (1900-1940): No início do século XX, a teoria de que as infecções orais podiam causar doenças sistémicas ganhou uma atenção generalizada. A teoria da infeção focal, defendida principalmente pelo Dr. Weston A. Price, postulava que as infecções nos dentes, especialmente as tratadas com terapia de canal, podiam libertar bactérias para a corrente sanguínea, causando doenças sistémicas crónicas como artrite, doença renal, doença cardíaca, entre outras. Price e os seus seguidores recomendavam a extração dos dentes infectados em vez da terapia do canal radicular para evitar a propagação de doenças sistémicas.[10]

- Impacto da teoria: Como resultado desta teoria, muitos dentes foram extraídos desnecessariamente, especialmente nos Estados Unidos. A teoria sugeria que os canais radiculares, por muito bem executados que fossem, poderiam albergar bactérias que acabariam por causar doenças sistémicas. Isto levou a uma redução drástica dos tratamentos endodônticos durante este período, e inúmeros indivíduos tiveram dentes removidos na crença de que isso protegeria a sua saúde geral.[10]

- Oposição e desmascaramento: Em meados do século XX, a teoria da infeção focal foi largamente desmentida através de uma investigação científica mais rigorosa. Os estudos demonstraram que os tratamentos de canal corretamente executados não aumentavam o risco de doenças sistémicas. O campo da endodontia começou a recuperar a credibilidade à medida que as técnicas de esterilização, a anestesia e os métodos cirúrgicos melhoraram, reduzindo significativamente o risco de complicações locais e sistémicas.[9]

Meados e finais do século XX: Avanços científicos e endodontia moderna

- Técnicas e materiais melhorados: O desenvolvimento de melhores técnicas endodônticas, incluindo a utilização de diques de borracha (para isolar o dente e evitar a contaminação bacteriana durante os procedimentos de canal radicular) e de materiais biocompatíveis (como a guta-percha para a obturação dos canais radiculares), reduziu significativamente o risco de propagação de infecções bacterianas a partir do dente tratado.[9]

- Introdução dos antibióticos: A descoberta dos antibióticos na década de 1940 revolucionou a medicina, incluindo a endodontia. As infecções sistémicas após procedimentos dentários podiam agora ser tratadas eficazmente, reduzindo drasticamente o número de mortes por complicações como a sépsis. Os antibióticos profilácticos tornaram-se rotina em determinados doentes de alto risco (como os que têm problemas nas válvulas cardíacas), reduzindo o risco de endocardite infecciosa causada por procedimentos dentários.[10]

- Endodontia como uma especialidade reconhecida (1963): Em 1963, a endodontia foi reconhecida como uma especialidade pela Associação Dentária Americana (ADA), validando ainda mais a sua base científica. A formação especializada nesta área ajudou a garantir que os procedimentos eram efectuados de acordo com os padrões mais elevados, reduzindo as complicações. [9]

Século XXI: Técnicas refinadas e conhecimentos actuais

- Endodontia moderna: Os avanços na imagiologia, como a tomografia computorizada de feixe cónico (CBCT), permitiram aos endodontistas diagnosticar e tratar com precisão as infecções do canal radicular com um risco mínimo de complicações sistémicas. As técnicas microcirúrgicas, os materiais melhorados para obturações de canais radiculares e os novos protocolos de desinfeção tornaram a terapia de canais radiculares mais previsível e segura.[9]

- Ligações Sistémicas e Inflamação Crónica: Embora a teoria da infeção focal tenha sido desmentida, a investigação moderna continuou a investigar as ligações entre as infecções orais crónicas (incluindo as infecções dos canais radiculares não tratadas) e as condições sistémicas. A inflamação crónica na cavidade oral tem sido associada a um risco acrescido de doenças cardiovasculares, diabetes e outras condições sistémicas, mas isto deve-se à carga inflamatória global e não à disseminação bacteriana direta a partir dos canais radiculares[9].

A história das complicações sistémicas devidas à endodontia reflecte o desenvolvimento mais amplo da ciência dentária e da medicina. Desde os primeiros tratamentos rudimentares e o elevado risco de infeção até aos procedimentos endodônticos modernos, seguros e eficazes de hoje, o campo evoluiu significativamente. Embora as complicações sistémicas do tratamento dos canais radiculares sejam raras na prática contemporânea, os debates históricos, em particular a teoria da infeção focal, desempenharam um papel significativo na formação da compreensão da relação entre a saúde oral e sistémica. Os avanços modernos na tecnologia, materiais e controlo de infecções continuam a minimizar estes riscos, assegurando que os tratamentos endodônticos são seguros e eficazes.[9]

4. REVISÃO DA LITERATURA

Grossman LI e Edgar Coolidge (1971)[11] desempenharam um papel importante na fundação da Associação Americana de Endodontistas e do Conselho Americano de Endodontia. As suas contribuições clínicas e de investigação em endodontia, a sua elevada posição na profissão de dentista e a sua influência junto dos líderes da medicina dentária em nome da endodontia ajudaram consideravelmente a obter o reconhecimento da especialidade. Foi uma vida de altruísmo dedicada ao bem comum.

Arieh Y, Kaufman DMD e Senia K (1989)[12] examinaram o papel do hipoclorito de sódio (NaOCI), o irrigante mais utilizado em endodontia, é conhecido por produzir reacções alérgicas. Este facto, no entanto, raramente é mencionado nos textos endodônticos. Até agora, foram relatados apenas dois casos de reação adversa que descrevem a injeção acidental de hipoclorito de sódio. No presente estudo, é apresentado um caso em que a hipersensibilidade à lixívia doméstica foi comprovada através de testes cutâneos. O clínico foi alertado para o possível perigo para a saúde decorrente da utilização de NaOCI neste doente, devido à história clínica anterior. A terapia endodôntica foi efectuada com um irrigante que não continha NaOCI, depois de verificada a alergia ao NaOCI. O tratamento decorreu sem intercorrências. Sugere-se que, antes de qualquer tratamento endodôntico em que o hipoclorito de sódio seja utilizado, o paciente seja questionado sobre a hipersensibilidade a materiais clareadores domésticos.

Okabe K, Nakagawa K e Yamamoto E (1995)[13] examinaram os factores que afectam a ocorrência de bacteriemia associada à extração dentária e os tipos de bactérias que causam esta bacteriemia. A bacteriemia foi encontrada em 132 (72,1%) de 183 pacientes que tiveram um ou mais dentes extraídos por várias razões. A bacteriémia ocorreu mais frequentemente quando os dentes foram extraídos devido a doenças dentárias inflamatórias. A ocorrência de bacteriemia também aumentou com o número de dentes extraídos e com a idade dos pacientes. Quando o volume de sangue perdido durante a cirurgia foi > 50 ml e o tempo necessário para a operação excedeu 100 min, a ocorrência de bacteriémia também foi maior. Foram isolados anaeróbios em 104 (78,8%) dos 132 casos de bacteriémia. Dos 187 isolados obtidos, três (1,6%) eram aeróbios, 51 (27,3%) eram anaeróbios facultativos (incluindo microaerófilos), e 133 (71,1%) eram anaeróbios. Entre os anaeróbios facultativos e microaerófilos, os géneros bacterianos mais frequentemente isolados foram Lactobacillus (n = 15), Streptococcus (n = 13) e Staphylococcus (n = 12); e entre os anaeróbios, Eubacterium (n = 40), Peptostreptococcus (n = 40) e Propionibacterium (n = 20).

Debelian GJ, Olsen I e Tronstad L (1998)[14] discutiram a infeção focal oral, um conceito negligenciado durante várias décadas, que é objeto de controvérsia. Os progressos recentes na classificação e identificação de microrganismos orais renovaram o interesse na infeção focal. O objetivo deste estudo foi utilizar métodos fenotípicos e genéticos para rastrear os microrganismos libertados na corrente sanguínea durante e após o tratamento endodôntico até à sua presumível fonte - o canal radicular. Foram colhidas amostras microbiológicas dos canais radiculares de 26 pacientes com periodontite apical assintomática de dentes com uma única raiz. O sangue dos pacientes foi colhido durante e 10 minutos após a terapia endodôntica. Os microrganismos presentes no sangue foram recolhidos após filtração por lise anaeróbia e cultivados anaerobicamente em placas de ágar-sangue. Os métodos fenotípicos utilizados para a caraterização e rastreio de microrganismos no sangue e nos canais radiculares foram: teste bioquímico e de suscetibilidade antimicrobiana, SDS-PAGE de proteínas solúveis de células inteiras e cromatografia gasosa de ácidos gordos celulares. Os dados fenotípicos foram verificados através dos padrões de restrição do ADN e dos ribótipos correspondentes dos isolados do canal radicular e do sangue, utilizando um sistema de análise de gel assistido por computador. Todos os canais radiculares continham bactérias anaeróbias. A frequência de bacteriémia variou de 31% a 54%. Os microrganismos do canal radicular e do sangue apresentaram caraterísticas fenotípicas e genéticas idênticas nos pacientes examinados. Essas caraterísticas diferiram entre os pacientes. O presente estudo demonstrou que o tratamento endodôntico pode ser a causa de bacteriemia anaeróbia e fungemia. Os métodos fenotípicos e genéticos utilizados parecem ser valiosos para rastrear os microrganismos no sangue até à sua origem.

Smeets EC, De Jong KJ e Abraham-Inpijn L (1998)[15] realizaram um estudo que se centrou na deteção de pacientes dentários medicamente comprometidos nos Países Baixos através de uma história médica relacionada com o risco validada e administrada pelo paciente (MRRH). Devido a mudanças sociais e inovações científicas na última década, mais pacientes medicamente comprometidos necessitarão de tratamento dentário especial. Os problemas médicos de 29 424 pacientes dentários (com idade igual ou superior a 18 anos) de 50 consultórios dentários nos Países Baixos foram registados através do MRRH. Os pacientes foram classificados de acordo com o sistema de pontuação de risco ASA, que foi modificado para tratamento dentário. Foi elaborado um inventário do número e da natureza dos problemas médicos e da pontuação de risco ASA modificada em relação ao tratamento dentário e à idade. A idade média dos pacientes era de 37,1 +/- 13,5 anos. De acordo com as diretrizes actuais, o tratamento dentário deve ser modificado se o paciente tiver uma pontuação ASA de III ou IV. Uma percentagem relativamente elevada de doentes com idades entre 65 e 74 anos (23,9%) e 75 ou mais (34,9%) tinha uma classificação ASA de III ou IV. Além disso, os problemas médicos foram classificados em 10 categorias e a relação com a idade foi examinada. As condições que aumentaram com a idade foram a hipertensão e as doenças cardiovasculares, neurológicas, endocrinológicas, infecciosas e sanguíneas. Para a prática dentária, estes resultados significam que a MRRH pode desempenhar um papel importante na adaptação do tratamento dentário às necessidades específicas dos pacientes. Isto é especialmente importante no caso dos pacientes idosos.

Abrahamsson KH, Berggren U e Carlsson SG (2000)[16] explicaram que as reacções fóbicas podem muitas vezes constituir um problema de saúde significativo para os pacientes dentários que têm medo. Isto é verdade, em particular, para os indivíduos que evitam o dentista há muito tempo e têm um elevado sofrimento psicológico geral. O objetivo deste estudo foi investigar a expressão do medo dentário entre 67 indivíduos com fobia dentária com um grau baixo versus elevado de medo geral. Foram estudados os factores etiológicos de base, o tempo de evitamento, o sofrimento psicológico geral, as manifestações psicossociais e as consequências da fobia dentária. Não foram encontradas diferenças significativas no nível de ansiedade dentária entre os indivíduos com baixo e alto grau de medo geral, e ambos os grupos relataram uma elevada frequência de experiências dentárias negativas. O grupo de baixo medo relatou um tempo médio de evitação mais longo (embora não estatisticamente significativo) do que o grupo de alto medo. No entanto, os pacientes com um elevado nível de medo geral apresentaram um grau significativamente mais elevado de sofrimento psicológico e também relataram consequências sociais negativas mais fortes da sua ansiedade dentária. Estes resultados indicam que o carácter do medo dentário pode ser diferente entre diferentes grupos de pacientes com medo, o que torna a condição psicologicamente desvantajosa. Tais aspectos devem ser avaliados na análise diagnóstica de pacientes com ansiedade dentária grave. Em particular, justifica-se a avaliação de sinais de sofrimento psicológico geral.

Li X, Kolltveit KM, Tronstad L e Olsen I (2000)[17] explicaram que a infeção oral, especialmente a periodontite, pode afetar o curso e a patogénese de uma série de doenças sistémicas, tais como doenças cardiovasculares, pneumonia bacteriana, diabetes mellitus e baixo peso à nascença. O objetivo desta revisão é avaliar o estado atual das infecções orais, especialmente a periodontite, como um fator causal de doenças sistémicas. Foram propostos três mecanismos ou vias que ligam as infecções orais a efeitos sistémicos secundários: (i) disseminação metastática da infeção a partir da cavidade oral em resultado de bacteriemia transitória, (ii) lesão metastática causada pelos efeitos de toxinas microbianas orais circulantes e (iii) inflamação metastática causada por lesão imunológica induzida por microrganismos orais. A periodontite, enquanto infeção oral importante, pode afetar a suscetibilidade do hospedeiro à doença sistémica de três formas: através de factores de risco partilhados; biofilmes subgengivais que actuam como reservatórios de bactérias gram-negativas; e o periodonto que actua como reservatório de mediadores inflamatórios. São apresentadas provas e mecanismos propostos para as doenças sistémicas odontogénicas acima referidas.

Fasting S e Gisvold SE (2002)[18] descrevem que a baixa incidência de mortalidade e morbilidade grave em anestesia torna difícil estudar o padrão de potenciais acidentes e desenvolver estratégias preventivas. Os "quase-acidentes" anestésicos, no entanto, ocorrem com mais frequência. Utilizando dados de um sistema simples de notificação de problemas baseado em rotinas, analisámos o padrão e as causas de problemas graves não fatais, a fim de melhorar as estratégias preventivas. Registámos prospectivamente informações relacionadas com a anestesia de todos os anestésicos durante cinco anos. Os dados incluíam problemas intra-operatórios, que foram classificados em quatro níveis, de acordo com a gravidade. Analisámos apenas os problemas graves não fatais, que foram classificados de acordo com a apresentação clínica, e também de acordo com o fator mais importante no desenvolvimento do problema. Avaliámos as consequências negativas para o doente e se os problemas poderiam ter sido evitados. Foram registados problemas graves em 315 casos de 83.844 (0,4%). A anestesia foi considerada o principal fator contribuinte em 111 casos. A intubação difícil, a emergência difícil da anestesia geral, as reacções alérgicas, a arritmia e a hipotensão foram os problemas dominantes. Vinte e seis problemas relacionados com a anestesia resultaram em alterações no nível de cuidados pós-operatórios e um doente morreu mais tarde na unidade de cuidados intensivos após choque anafilático. Oitenta e dois problemas poderiam ter sido evitados com estratégias simples. A análise de problemas graves não fatais durante a anestesia pode contribuir para melhorar as estratégias preventivas. Os dados de um sistema baseado em rotinas são adequados para este tipo de análise. A intubação, a emergência, a arritmia, a hipotensão e a anafilaxia são os problemas mais graves e devem ser objeto de estratégias preventivas.

Cleveland JL e Cardo DM (2003)[19] examinaram que o risco de transmissão de agentes patogénicos transmitidos pelo sangue em ambientes de cuidados de saúde dentários é baixo. A vacinação pré-exposição contra a hepatite B e a utilização de precauções padrão para evitar a exposição ao sangue são as estratégias mais eficazes para prevenir a infeção ocupacional por VIH, VHB ou VHC. Cada estabelecimento de saúde dentária deve desenvolver um programa escrito abrangente para prevenir e gerir as exposições profissionais ao sangue que (1) descreva os tipos de exposições ao sangue que podem colocar os DHCP em risco de infeção; (2) descreva os procedimentos para notificar e avaliar imediatamente essas exposições; e (3) identifique um profissional de saúde qualificado para fornecer aconselhamento e realizar todas as avaliações e procedimentos médicos de acordo com as recomendações mais actuais da USPHS. Por último, devem estar disponíveis recursos que permitam um acesso rápido a cuidados clínicos, testes, aconselhamento e PPE para os DHCP expostos e para os testes e aconselhamento dos doentes de origem.

Gawkrodger DJ (2005)[20] examinou que os pacientes submetidos a tratamento dentário podem ser expostos a uma vasta gama de potenciais alergénios, mas os acontecimentos adversos parecem ser pouco frequentes. Os doentes com sintomas ou sinais de estomatite, ardor, formigueiro, queilite, lesões liquenóides orais, inchaço dos lábios e da face podem relacionar os seus problemas com tratamento dentário ou com a utilização de produtos dentários. A investigação da hipersensibilidade de tipo imediato ou retardado está indicada através de testes de contacto, testes de punção e análises sanguíneas para a deteção de IgE específica do alergénio. As principais reacções alérgicas encontradas nos doentes incluem alergia de contacto a metais, cosméticos, aditivos alimentares, aromas e acrilatos, e alergia de tipo imediato ao látex. As reacções adversas após a administração de anestésicos locais ocorrem em cerca de 0,5% dos casos, mas a alergia de tipo imediato a estes agentes é rara. No pessoal dentário, os problemas relacionados com a profissão são comuns e assumem normalmente a forma de dermatite das mãos ou da face ou de doença respiratória. As reacções alérgicas mais comuns no pessoal dentário são a alergia de tipo imediato ao látex e a alergia de contacto a aditivos de borracha, fragrâncias, acrilatos e formaldeído. Os problemas de irritação ocupacional que causam dermatite das mãos são provavelmente mais comuns no pessoal dentário do que a dermatite causada por alergia de contacto. Os testes de contacto e os testes de alergia de tipo imediato são métodos de investigação úteis na investigação de doentes que apresentam sintomas orais ou faciais possivelmente relacionados com tratamentos dentários e são também benéficos para o pessoal dentário que apresenta dermatite das mãos ou da face ou sintomas respiratórios.

Scott JF, Morgan D, Avent M, Graves S e Goss AN (2005)[21] examinaram o facto de os pacientes com articulações artificiais necessitarem de cobertura antibiótica para tratamento dentário. De um modo geral, na Austrália, desenvolveu-se a prática de administrar profilaxia antibiótica à maioria dos pacientes com articulações artificiais para uma vasta gama de procedimentos dentários. Isto deve-se em parte a razões anedóticas, em parte históricas e em parte a preocupações legais. Foi encorajada por algumas diretrizes. Esta revisão mostra que o risco de uma articulação artificial ficar infetada devido a uma bacteriemia de origem oral é extremamente baixo, enquanto o risco de uma reação adversa à profilaxia antibiótica é superior ao risco de infeção. Se todos os doentes com articulações artificiais receberem profilaxia antibiótica, haverá mais mortes por anafilaxia do que infecções. Os factores que equilibram o risco-benefício são se o doente estiver gravemente imunocomprometido, se a prótese articular estiver a falhar ou cronicamente inflamada e se os procedimentos dentários, como as extracções e a destartarização periodontal profunda, produzirem bacteriémias de alto nível . São apresentadas recomendações para racionalizar a profilaxia antibiótica em doentes com articulações artificiais.

Hupp WS (2006)[22] estudou pacientes dentários que sofriam de doenças pulmonares obstrutivas como bronquite crónica, enfisema e asma brônquica. Estas doenças tinham sintomas sobrepostos e foram tratadas com sucesso com pequenos ajustes nos procedimentos. O consumo de cigarros foi considerado um fator de risco comum que os prestadores de cuidados de saúde dentária tiveram de abordar com um programa simples de cessação denominado os cinco A's.

Karabucak B e Stoopler ET (2007)[23] examinaram o tratamento bem sucedido do canal radicular de um paciente com uma verdadeira alergia ao óxido de zinco e discutiram as reacções alérgicas aos materiais dentários. Os materiais dentários têm sido referidos como agentes etiológicos de reacções alérgicas locais e sistémicas. É essencial que o profissional de saúde oral reconheça os sintomas clínicos associados às reacções alérgicas e modifique o tratamento dentário, se necessário, para evitar a ocorrência dessas reacções. Este artigo descreve um caso invulgar de um doente com alergia ao óxido de zinco. Tanto quanto sabemos, este é o primeiro caso de tratamento de canal radicular bem sucedido de um doente com alergia confirmada ao óxido de zinco a ser relatado na literatura dentária. As histórias médica e dentária devem ser avaliadas para evitar complicações médicas secundárias ao tratamento dentário. Qualquer paciente com suspeita de alergia a materiais dentários deve ser encaminhado para um profissional de saúde capaz de efetuar e interpretar testes de alergia antes do tratamento dentário.

Lockhart PB, Brennan MT, Sasser HC, Fox PC, Paster BJ e Bahrani-Mougeot FK (2008)[24] compararam a incidência, a duração, a natureza e a magnitude da bacteriemia relacionada com a endocardite resultante da extração de um único dente e da escovagem dos dentes, e para determinar o impacto da profilaxia com amoxicilina na extração de um único dente. Neste estudo duplamente cego, controlado por placebo, 290 indivíduos foram aleatorizados para 1) escovagem dentária, 2) extração dentária única com profilaxia de amoxicilina, ou 3) extração dentária única com placebo idêntico. Foi colhido sangue para cultura e identificação bacteriana em seis momentos antes, durante e após estas intervenções. O foco da nossa análise foram as espécies bacterianas relatadas como causadoras de endocardite infecciosa. Foram identificadas 98 espécies bacterianas, 32 das quais são relatadas como causadoras de endocardite. A incidência cumulativa de bactérias relacionadas com a endocardite em todas as 6 colheitas de sangue foi de 23%, 33% e 60% para os grupos de escovagem dentária, extração-amoxicilina e extração-placebo, respetivamente ($p<0,0001$). Foram identificadas diferenças significativas entre os três grupos nas colheitas 2, 3, 4 e 5 (todos $p<0,05$). A amoxicilina resultou numa diminuição significativa das culturas positivas ($p<0,0001$). Embora a amoxicilina tenha um impacto significativo na bacteriemia de uma única extração dentária, dada a maior frequência de higiene oral, a escovagem dos dentes pode ser uma ameaça maior para os indivíduos em risco de endocardite infecciosa.

Dougall A e Fiske J (2008)[25] estudaram a prestação de serviços dentários eficientes e eficazes para pacientes cuja deficiência e/ou condição médica pode não ser óbvia e que, consequentemente, pode representar um desafio oculto no contexto dentário. Saber que o doente tem uma determinada condição, quais são as suas caraterísticas e o seu impacto no tratamento dentário e na saúde oral, e modificar o tratamento em conformidade, pode minimizar o risco de complicações. A realização de uma história clínica cuidadosa, que faça as perguntas certas de uma forma que encoraje a revelação, é fundamental para destacar os perigos ocultos e este artigo oferece orientações para o tratamento de doentes com epilepsia, sensibilidade ao látex, distúrbios hemorrágicos adquiridos ou herdados e doentes que tomam bifosfonatos orais ou intravenosos.

Greenwood M (2009)[26] descreveu o diagnóstico e a gestão das emergências médicas, as medidas necessárias para gerir emergências médicas específicas. Cada emergência requer um diagnóstico correto para uma gestão eficaz e segura. Os sinais e sintomas são destacados no início de cada secção que descreve a gestão do doente. A base da gestão na prática dentária contemporânea evita a via intravenosa de administração de medicamentos, quando estes são necessários. Todos os profissionais de medicina dentária necessitam de ter conhecimentos sobre a gestão de emergências médicas específicas.

McEntee J (2012)[27] descreveu um látex de borracha natural (NRL) que está presente em muitos produtos médicos, incluindo luvas descartáveis, fita adesiva e batoques em frascos de medicamentos. As pessoas sensibilizadas ao NRL correm o risco de desenvolver reacções alérgicas, que podem apresentar-se com sintomas tardios, como uma erupção cutânea vermelha localizada com comichão, ou com sintomas imediatos, como comichão na pele e nos olhos, espirros, broncoespasmo ou choque anafilático. As pessoas sensibilizadas ao LNR devem evitar o contacto com todos os produtos que o contenham, seja no próprio produto, na embalagem ou introduzido durante o processo de fabrico ou armazenamento. Este documento salienta as implicações da alergia ao látex nos doentes para o pessoal de saúde dentária e fornece uma lista de preparações anestésicas locais utilizadas em medicina dentária no Reino Unido que não contêm látex. Todos os profissionais de saúde dentária devem estar conscientes da alergia ao látex e saber onde encontrar informações sobre o teor de látex dos anestésicos locais dentários.

S Lima SM, Grisi DC, Kogawa EM, Franco OL, Peixoto VC e Gonçalves-Júnior JF (2013)[28] descreveram a Diabetes mellitus (DM) uma das doenças metabólicas mais comuns. A DM é caracterizada por hiperglicemia, resultando em dificuldades de cicatrização de feridas e manifestações sistémicas e orais, que têm um efeito direto na integridade da polpa dentária. Estudos experimentais e clínicos têm demonstrado uma maior prevalência de lesões periapicais em pacientes com diabetes não controlada. A influência da DM na reabsorção óssea periapical e o seu impacto na intervenção dentária destes pacientes são revistos, e a sua etiologia e patogénese são analisadas a nível molecular. As polpas de pacientes com diabetes têm tendência a apresentar circulação colateral dentária limitada, resposta imunitária diminuída, risco aumentado de infeção pulpar (especialmente anaeróbia) ou necrose, para além de dor de dentes e tendência ocasional para necrose pulpar por isquémia. No que respeita à patologia molecular, a hiperglicemia é um estímulo à reabsorção óssea, inibindo a diferenciação osteoblástica e reduzindo a recuperação óssea. A relação entre a diabetes mal controlada e o metabolismo ósseo não é claramente compreendida. O conhecimento da forma como a diabetes afecta a saúde sistémica e a saúde oral tem uma importância duradoura, pois pode implicar não só complicações sistémicas, mas também um maior risco de doenças orais com um efeito significativo na polpa e no tecido periapical.

Johns DA, Hemaraj S e Varoli RK (2014)[29] apresentaram um caso de estomatite alérgica de contacto devido ao bis-GMA. As resinas compostas revolucionaram o campo da medicina dentária estética. São seguras de utilizar e normalmente não causam quaisquer reacções adversas. As alergias aos compósitos são raras, mas ocorrem ocasionalmente, uma vez que os pacientes são brevemente expostos à resina antes de esta ser polimerizada e se tornar não alergénica.

Fontes TV, Ferreira SM, Silva-Júnior A, Dos Santos Marotta P e Noce CW (2014)[30] estudaram para estimar a prevalência de lesões perirradiculares em pacientes brasileiros infectados pelo HIV e para avaliar a correlação de vários fatores com o estado perirradicular. Foram avaliadas 100 radiografias periapicais de boca inteira. Um total de 2.214 dentes foram avaliados quanto à presença de lesões perirradiculares, lesões de cárie, restaurações coronárias, exposição da cavidade pulpar e tratamento endodôntico. A prevalência de lesões peri-radiculares foi de 46%. Não houve diferenças significativas entre os indivíduos com ou sem lesões perirradiculares no que diz respeito ao seu estatuto sócio-demográfico, hábitos, dados laboratoriais e via de infeção pelo VIH. No entanto, a presença de lesão perirradicular foi estatisticamente correlacionada com o número de dentes com tratamento endodôntico (p = 0,018), tratamento endodôntico inadequado (p = 0,025), imagens sugestivas de exposição da cavidade pulpar (p = 0,002) e lesões de cárie (p = 0,001). A prevalência de lesões peri-radiculares em indivíduos infectados pelo VIH foi de 46% e não estava relacionada com a infeção pelo VIH.

Tavares M, Lindefjeld Calabi KA e San Martin L (2014)[31] estudam adultos mais velhos que foram afectados por inúmeras condições crónicas, tais como diabetes, hipertensão, osteoartrite, osteoporose, doenças cardiovasculares e doenças cerebrovasculares. Estes adultos mais velhos necessitam de cuidados dentários especiais e de uma melhor compreensão das interações complexas entre as doenças orais e as doenças crónicas sistémicas que podem complicar o seu tratamento. As doenças orais estão fortemente associadas a doenças sistémicas e uma saúde oral deficiente pode agravar o impacto das doenças sistémicas.

Goutam M, Giriyapura C, Mishra SK e Gupta S (2014)[32] analisaram os artigos disponíveis na base de dados Medline e PubMed para encontrar a literatura disponível relativamente à alergia ao titânio, ao seu diagnóstico e a novos materiais alternativos ao titânio. O titânio ganhou imensa popularidade e estabeleceu-se com sucesso como o material de eleição para implantes dentários. Tanto no domínio médico como no dentário, o titânio e as suas ligas têm demonstrado sucesso como dispositivos biomédicos. Devido à sua elevada resistência à corrosão num ambiente fisiológico e à excelente biocompatibilidade que lhe confere uma película de óxido passiva e estável, o titânio é considerado o material de eleição para utilização intra-óssea. Existem alguns estudos que mostram que o titânio é um alergénio, mas os recursos para diagnosticar a sensibilidade ao titânio são muito limitados. É necessária atenção para o desenvolvimento de um método novo e preciso para o diagnóstico precoce da alergia ao titânio e também para descobrir o biomaterial alternativo que pode ser utilizado em vez do titânio.

Chaudhry S, Jaiswal R e Sachdeva S (2016)[33] descreveram as tendências das doenças cardiovasculares, as complicações e a terapêutica associada com impacto na saúde e no tratamento dentários. Estes doentes requerem uma consideração especial no que diz respeito a quando e qual o tratamento dentário adequado e quais as precauções necessárias. O alerta para potenciais reacções adversas a medicamentos orais permite o encaminhamento dos doentes para o seu médico ou cardiologista. Os medicamentos cardiovasculares também são conhecidos por terem interações medicamentosas ligeiras a potencialmente fatais. Os profissionais de medicina dentária podem ser a primeira linha de defesa na deteção e encaminhamento de um doente suspeito de ter uma doença cardiovascular, um estado de doença não controlado ou reacções adversas a medicamentos orais, e têm um papel fundamental a desempenhar na prevenção e tratamento de doenças orais e sistémicas, em parceria com o doente e o seu médico.

Thornhill MH, Dayer M, Lockhart PB e Prendergast B (2017)[34] descreveram as ligações entre a endocardite infecciosa (EI) e os procedimentos dentários e outros procedimentos invasivos que foram identificados pela primeira vez na década de 1920, e a utilização de profilaxia antibiótica (PA) para prevenir a EI foi recomendada pela primeira vez pela American Heart Association em 1955. Reconhecendo as fracas provas que sustentam esta prática e os riscos mais vastos de anafilaxia e de resistência aos antibióticos, as diretrizes nos EUA e na Europa foram racionalizadas na última década, com a restrição da PA aos doentes considerados de maior risco. No Reino Unido, o National Institute for Health and Care Excellence recomendou de forma controversa a cessação completa da PA para todos os procedimentos invasivos em 2008 e estudos epidemiológicos subsequentes sugeriram um aumento significativo de casos acima da tendência de base. A PA parece ser segura e é suscetível de ter uma boa relação custo-eficácia.

A investigação de **Song M (2019)**[35] centrou-se na procura de formas de prevenir ou reduzir o risco de desenvolvimento de lesões neuro-orgânicas. Os dentistas, como parte de uma equipa multiprofissional, têm um papel fundamental na prevenção da ONJ. No entanto, muitos dentistas tendem a hesitar em prestar cuidados dentários a doentes com ONJ, ou tendem a pensar que se trata de um problema que deve ser tratado por cirurgiões orais.

Esta revisão dá uma visão geral da ONJ relacionada com as DRAs e fornece as diretrizes para os cuidados dentários em doentes que tomam DRAs para reduzir o risco de desenvolver ONJ.

Warshaw EM, Kimyon RS, Silverberg JI, Belsito DV, DeKoven JG e Maibach HI (2020)[36] analisaram a base de dados do North American Contact Dermatitis Group entre 28 481 pacientes que foram submetidos a testes de contacto entre 1 de janeiro de 2005 e 31 de dezembro de 2016, em clínicas de referência ambulatórias nos Estados Unidos e no Canadá. Dos 28 481 pacientes testados durante o período do estudo, 832 pacientes (336 homens e 496 mulheres; idade média [DP], 50,1 [26,5] anos) tinham envolvimento anogenital e 449 pacientes (177 homens e 272 mulheres; idade média [DP], 49,6 [17,4] anos) tinham apenas dermatite anogenital. Em comparação com os doentes sem envolvimento anogenital, havia significativamente mais doentes do sexo masculino no grupo com dermatite anogenital (177 [39,4%] vs 8857 de 27 649 [32,0%]; risco relativo, 1,37; IC 95%, 1,14-1,66; P < .001). No grupo com envolvimento anogenital, os doentes do sexo feminino tinham uma probabilidade significativamente menor do que os doentes do sexo masculino de ter dermatite de contacto alérgica como diagnóstico final (130

[47,8%] vs 107 [60,5%]; risco relativo, 0,78; IC 95%, 0,64-0,94; P = .01), ao passo que o diagnóstico final de outras dermatoses (por exemplo, líquen plano, líquen escleroso ou líquen simples crónico) foi mais frequente nos doentes do sexo feminino do que nos do sexo masculino (67 [24,6%] vs 28 [15,8%]; risco relativo, 1,54; IC 95%, 1,02-2,31; P = .03). Dos 449 doentes do grupo com envolvimento anogenital apenas, 227 (50,6%) tiveram uma ou mais reacções relevantes com o teste de adesivo. Os alergénios que foram estatisticamente mais comuns nos doentes com envolvimento anogenital em comparação com os doentes sem envolvimento anogenital incluíram medicamentos como a dibucaína (10 de 250 doentes testados [4,0%] vs 32 de 17 494 doentes testados [0.2%]; risco relativo, 22,74; IC 95%, 11,05-46,78; P < .001) e conservantes como a metilcloroisotiazolinona e a metilisotiazolinona (30 de 449 doentes testados [6,7%] vs 1143 de 27 599 doentes testados [4,1%]; risco relativo, 1,61; IC 95%, 1,14-2,41; P = .008). Um total de 152 doentes cumpriu a definição de dermatite de contacto alérgica anogenital, que é definida como envolvimento anogenital apenas, dermatite de contacto alérgica como único diagnóstico e ou mais reacções positivas de relevância clínica atual. Para os doentes com envolvimento anogenital apenas que foram encaminhados para testes de adesivos, os doentes do sexo masculino tinham maior probabilidade de ter dermatite de contacto alérgica, enquanto os doentes do sexo feminino tinham maior probabilidade de ter outras dermatoses. Os alergénios ou fontes comuns consistiam naqueles que provavelmente entrariam em contacto com a área anogenital. Para os indivíduos com envolvimento anogenital que se suspeita terem dermatite de contacto alérgica, devem ser testadas as reacções a conservantes, fragrâncias, medicamentos (particularmente anestésicos tópicos) e corticosteróides tópicos.

Lugovic-Mihic L, Ilic I, Budimir J, Pondeljak N e Mravak Stipetic M (2020)[37] discutiram os conhecimentos actuais sobre as potenciais reacções alérgicas a diferentes materiais dentários em pacientes com doenças orais e periorais. Para além das alergias a vários materiais dentários, podem ocorrer reacções de contacto semelhantes não alérgicas e não imunes (irritantes ou tóxicas). Entre os materiais dentários, os alergénios mais frequentes são as ligas, seguidas dos materiais de borracha, polímeros e acrilatos. As reacções alérgicas às ligas dentárias que contêm níquel, cobalto e amálgama são especialmente frequentes, uma vez que os dentistas as utilizam em restaurações protéticas e outras. Existe um amplo espetro de apresentações clínicas de doenças orais e periorais possivelmente relacionadas com alergias, tais como reacções liquenóides, queilite, dermatite perioral, sensações de ardor, etc. Apesar de algumas limitações, o teste de adesivo é crucial no diagnóstico e reconhecimento dos alergénios causadores, uma vez que revela alergias de contacto e continua a ser superior na diferenciação entre reacções de contacto alérgicas e irritantes. É importante examinar a história clínica do doente (por exemplo, ocorrência de sintomas após terapia dentária ou consumo de alimentos) e, em consulta com o seu dentista, efetuar testes de alergia a alergénios dentários específicos que são utilizados ou que se prevê utilizar no tratamento subsequente.

Favero V, Bacci C, Volpato A, Bandiera M, Favero L e Zanette G (2021)[38] realizaram uma revisão crítica da literatura publicada sobre gravidez e medicina dentária, as doenças orais mais frequentes encontradas durante a gravidez, a sua correlação com eventos adversos na gravidez e tratamentos dentários seguros que podem ser realizados durante a gravidez. A pesquisa levou a 146 publicações, incluindo diretrizes, meta-análises, revisões sistemáticas e não sistemáticas, publicadas entre 2000 e 2021. Devido ao aumento da resposta inflamatória e imunitária do corpo que caracteriza a gravidez, as condições periodontais são frequentemente agravadas durante a gravidez e a doença periodontal é frequentemente encontrada em pacientes grávidas. Existem resultados de estudos contraditórios na literatura relativamente à associação entre a periodontite e os resultados adversos da gravidez. O tratamento periodontal não mostrou uma redução significativa nos resultados adversos. Muitos dentistas, muitas vezes devido à falta de informação, estão relutantes em fornecer tratamento dentário a mulheres grávidas. No entanto, o tratamento dentário preventivo e restaurador é seguro durante a gravidez. As radiografias de diagnóstico podem ser efectuadas após o primeiro trimestre, se for absolutamente necessário. Os analgésicos (como o paracetamol) e os anestésicos (como a lidocaína) também são considerados seguros.

Em caso de infeção, podem ser prescritos medicamentos antibacterianos, como a amoxicilina, a ampicilina e algumas cefalosporinas e macrólidos. A organogénese ocorre no primeiro trimestre, altura em que o feto é suscetível a malformações graves (teratogénese). A altura ideal para efetuar um tratamento dentário é o segundo trimestre (semanas 17 a 28). No entanto, as dores agudas ou as infecções tornam a intervenção do dentista absolutamente necessária e o tratamento de urgência pode ser efectuado durante todo o período de gravidez.

Mayank Shrivastava, Ricardo Battaglino e Liang Ye (2021)[39] discutiram o papel de diferentes biomarcadores envolvidos em DTMs dolorosas. Em condições dolorosas de DTM, o papel dos biomarcadores ainda é elusivo. Acreditamos que a identificação de biomarcadores associados à DTM dolorosa pode estimular os investigadores e clínicos a compreender o mecanismo subjacente à patogénese da DTM e ajudá-los a desenvolver métodos mais recentes para o diagnóstico e gestão da DTM. Assim, para compreender a potencial relação entre os biomarcadores e as DTMs dolorosas, categorizamos os biomarcadores em biomarcadores moleculares, biomarcadores de neuroimagem e biomarcadores sensoriais. Além disso, discutiremos brevemente a genética da dor e o papel de potenciais microRNA (miRNA) envolvidos na dor da DTM.

Choi C, Vafaei-Nodeh S, Phillips J e de Gannes G (2021)[40] pesquisa realizada de pacientes testados com adesivo na Clínica de Dermatite de Contato do St Paul's Hospital em Vancouver, BC, entre novembro de 2016 e junho de 2019. Os dados do Grupo Norte-Americano de Dermatite de Contato de 2015 a 2016 e da clínica de testes de contacto do Hospital Ottawa de 2000 a 2010 também foram revistos. Os antibióticos tópicos são a causa mais comum de DAC a medicamentos e causam frequentemente sensibilização a múltiplos alergénios. Esta reação de hipersensibilidade é frequentemente observada após procedimentos cirúrgicos e deve ser distinguida da infeção pós-operatória. A alergia aos corticosteróides é fácil de ignorar e deve ser suspeitada em casos de dermatoses sensíveis aos corticosteróides que se agravam apesar do tratamento adequado. Os anestésicos tópicos e o propilenoglicol são outras causas de DAC encontradas em muitos produtos sujeitos a receita médica e de venda livre. A dermatite de contacto alérgica é fácil de ignorar e deve ser sempre considerada em casos de erupções eczematosas. É fundamental fazer um historial completo dos medicamentos, incluindo todos os produtos tópicos, tanto de prescrição como de venda livre. Os testes de contacto podem ajudar a identificar alergénios específicos que o doente deve evitar.

Abalkhail A, Kabir R, Elmosaad YM, Alwashmi ASS, Alhumaydhi FA, Alslamah T, et al (2022)[41] estimaram a incidência anual de ferimentos com agulhas ou objetos cortantes (NSI) e investigaram os fatores associados aos ferimentos com agulhas ou objetos cortantes (NSI) entre os profissionais de saúde na Arábia Saudita. Foi realizado um inquérito transversal em linha entre outubro e novembro de 2021. Um total de 361 profissionais de saúde participaram da pesquisa de toda a Arábia Saudita. A incidência de um - ano de pelo menos um evento deNSIs entre os profissionais de saúde é estimada em 22,2% (IC 95%: 18,0, 26,8). Mais de metade das lesões (53,8%) não foram comunicadas às autoridades pelos trabalhadores do sector da saúde. A incidência de LNSI foi mais elevada entre os médicos (36%), seguindo-se os enfermeiros (34,8%), os dentistas (29,2%) e os técnicos de saúde (21,1%). As probabilidades de ocorrência de ISCN foram mais elevadas entre os profissionais de saúde com idades compreendidas entre os 26 e os 30 anos, em comparação com o grupo etário dos 20-25 anos (OR: 2,51; IC 95%: 1,04, 6,03), bem como entre os trabalhadores que lidaram diretamente com agulhas ou outros objectos cortantes durante o trabalho, em comparação com os que não lidaram (OR: 5,9; IC 95%: 2,69, 12,97). A elevada incidência e a baixa taxa de notificação de lesões não transmissíveis realça a necessidade de programas de educação e sensibilização dirigidos aos prestadores de cuidados de saúde com maior risco de lesões.

Roach K e Roberts J (2022)[42] analisaram os dados com base na criação de um documento de referência atualizado que contém esta informação para ajudar nos esforços dos investigadores de laboratório, clínicos, toxicologistas regulamentares, higienistas industriais e outros cientistas preocupados com a alergia a metais e identificar lacunas de conhecimento relacionadas com a doença. Assim, foi efectuada uma extensa revisão da literatura científica - a partir da qual foram identificadas, recolhidas e analisadas centenas de publicações que descrevem casos de respostas alérgicas específicas a metais em doentes humanos. A informação obtida a partir destes artigos foi depois utilizada para compilar uma lista exaustiva de respostas de hipersensibilidade dérmica/ocular, respiratória, gastrointestinal e sistémica distintas associadas à alergia a metais. Cada uma destas variantes da doença é discutida brevemente nesta revisão, na qual são identificados os metais específicos implicados em cada tipo de resposta, são resumidos os mecanismos imunológicos subjacentes e são descritas as principais apresentações clínicas de cada reação.

Minasyan H (2022)[43] comparou dados experimentais e clínicos sobre oxigenoterapia em animais e seres humanos, para discutir factores que podem influenciar os resultados da oxigenoterapia no tratamento da sépsis em seres humanos e para fornecer algumas recomendações para reduzir o stress oxidativo e prevenir a coagulação intravascular disseminada durante a oxigenoterapia. Os doentes com sépsis têm uma vasta gama de perturbações respiratórias que podem ser tratadas com oxigenoterapia. Dados experimentais em modelos animais de sépsis mostram que a oxigenoterapia aumenta significativamente a sobrevivência, enquanto os dados clínicos sobre a utilização de diferentes protocolos de oxigenoterapia são ambíguos. A oxigenoterapia, especialmente a oxigenação hiperbárica, em doentes com sépsis pode agravar o stress oxidativo existente e contribuir para o desenvolvimento da coagulação intravascular disseminada.

Vi Dao,Sanjay M. Mallya, Daniela Markovic, Sotirios Tetradis, e Nadia Chugal(2023)[44] determinam a prevalência e as caraterísticas da reabsorção radicular em pacientes encaminhados para imagiologia por tomografia computorizada de feixe cónico (CBCT) para uma variedade de indicações. O estudo incluiu exames de TCFC de 1086 pacientes consecutivos encaminhados para exames de TCFC durante um período de 18 meses. Foi adquirido um total de 1148 exames. Os dados foram extraídos de relatórios radiológicos e foram calculadas estimativas de prevalência de reabsorção para a amostra agregada e também para indicações específicas. A reabsorção foi identificada em 171 pacientes (15,7%, 95% CI: 13,6% - 17,9%) e em 249 dentes com uma prevalência de 2,6% - 92,3% em indicações específicas. 18,7% dos pacientes tinham 2 locais de reabsorção, enquanto 8,8% tinham 3 ou mais locais de reabsorção. A maioria dos dentes afectados eram anteriores (43,8%), seguidos de molares (40,6%) e pré-molares (14,5%). Os tipos de reabsorção mais prevalentes foram a externa (29,3%), a cervical (22,5%), a reabsorção apical induzida por infeção (13,7%), a interna (9,6%) e a induzida por dente impactado (8,8%). A prevalência de achados incidentais de reabsorção aumentou com a idade, P, .05, e foi significativamente menor para dentes anteriores (20,2%) em comparação com pré-molares (41,7%) e molares (36,6%), (P , .05). Conclusões: A alta proporção de achados incidentais de reabsorção detectados pela TCFC sugere que a reabsorção não é reconhecida/detectada pela radiografia convencional e, portanto, permanece subdiagnosticada.

Zuleni Alexandre, Wallacy Watson Pereira Melo, Hadassa Helez Ferreira, Rafael Rodrigues Lima e Renata Duarte Souza Rodrigues (2023)[45] Realizaram um estudo que teve como objetivo investigar tendências e apontar futuras direções de pesquisa sobre DTM e células-tronco. Foi realizada uma busca abrangente na Web of Science Core Collection (WoS-CC) em outubro de 2022. Os parâmetros bibliométricos foram analisados por meio de estatística descritiva e mapeamento gráfico. Assim, foram selecionados 125 artigos, publicados entre 1992 e 2022 em 65 periódicos. O período com maior número de publicações e citações foi entre 2012 e 2022. A China foi o país que mais produziu publicações sobre o tema. As palavras-chave mais utilizadas foram "cartilagem", "articulação temporomandibular", "células estaminais mesenquimais" e "osteoartrite". Além disso, o principal tipo de estudo foi in vivo. Verificou-se que a utilização de células estaminais para melhorar a reparação e regeneração da articulação temporomandibular é um tema de investigação importante. No entanto, é necessária uma maior compreensão da interação biológica e dos benefícios da utilização destas células em doentes com DTM.

Lee PC, Peng TY, Ma TL, Chiang KY, Mine Y e Lee IT (2023)[46] examinaram os efeitos do tamanho das partículas de alumina e da pressão do jato na resistência de união da poliéter-éter-cetona (PEEK) para determinar os parâmetros de abrasão de partículas transportadas pelo ar com efeitos mínimos no PEEK e para obter uma resistência de união óptima, como referência para uma futura utilização clínica. Foi utilizada uma partícula de alumina com quatro tamanhos de partícula e três pressões de jato para abrasão a ar do PEEK. A rugosidade da superfície (Ra), a morfologia, a estrutura química e a molhabilidade foram analisadas utilizando um perfilómetro de estilete, um microscópio eletrónico de varrimento, um difratómetro de raios X e um analisador do ângulo de contacto, respetivamente. A resistência ao cisalhamento (SBS) do PEEK e do cimento de resina dentária foi analisada utilizando uma máquina de ensaios universal ($n = 10$). Os modos de falha e as superfícies de fratura descoladas foram observados através de microscopia ótica. A abrasão por partículas transportadas pelo ar aumentou a Ra e a hidrofobicidade do PEEK e depositou resíduos de alumina. O SBS diminuiu geralmente após o ciclo térmico. Um grande tamanho de partícula danificou a superfície do PEEK. Os efeitos de diferentes tamanhos de partículas e pressões de jato na EBE só foram significativos em determinados grupos. A falha adesiva foi o principal modo para todos os grupos. Dentro das limitações deste estudo, as partículas de alumina de 110 μm de tamanho de grão, combinadas com uma pressão de jato de 2 bar, evitaram danos no PEEK, proporcionando SBS suficiente e durabilidade de ligação entre o PEEK e o cimento de resina dentária.

Sãndulescu M, Nicolescu MI, Funieru C, Şahin GÖ e Sãndulescu O (2023)[47] analisaram exaustivamente o processo de avaliação do risco para cada um destes agentes patogénicos em todas as etapas do processo epidemiológico, ou seja, fonte-exposição-via-recetor, a fim de proporcionar uma melhor compreensão das diferenças delicadas que influenciam o risco de transmissão e que impulsionam a gestão individualizada pós-exposição.

Friedman A, Schweiker-Kahn O e Roy S (2023)[48] apresentaram um caso distinto em que o níquel foi introduzido sistemicamente através de um stent carotídeo num indivíduo com uma alergia não identificada ao níquel. Este caso enfatiza os riscos potencialmente fatais associados a hardware implantável contendo metais, como o níquel. Além disso, este caso realça o potencial benefício que o rastreio de alergias a metais pode ter antes da implantação cirúrgica de dispositivos permanentes à base de metal.

ShuoMin Chen, XinHua Hong, ZhangYan Ye, MengHan Wu, Liang Chen, LinMei Wu,et al(2023)[49] avaliaram os efeitos do tratamento do canal radicular (RCT) e da restauração pós-coroa na distribuição de tensões em dentes com defeitos ósseos periapicais, utilizando a análise de elementos finitos. Foram criados modelos de elementos finitos de segundos pré-molares mandibulares com defeitos ósseos periapicais (defeitos esféricos com diâmetros de 5, 10, 15 e 20 mm) usando um software de design de modelo digital. Os modelos de restauração RCT e pós-coroa correspondentes foram construídos com base nos diferentes tamanhos de modelos de defeitos ósseos periapicais. As distribuições das tensões de von Mises e dos deslocamentos dentários foram analisadas exaustivamente em cada modelo. Análise global dos modelos: O TCR aumentou significativamente as tensões máximas de von Mises em dentes com defeitos ósseos periapicais, enquanto que a restauração pós-coroa reduziu significativamente as tensões máximas de von Mises. O RCT e a restauração pós-coroa reduziram ligeiramente o deslocamento do dente afetado. Análise interna do dente: O TCR aumentou dramaticamente a tensão máxima de von Mises em todas as regiões do dente, com o aumento mais pronunciado na região da superfície coronal. A restauração pós-coroa equilibra as tensões internas do dente e é mais eficaz no defeito ósseo periapical - modelo de 20 mm. O RCT e a restauração pós-coroa reduziram ligeiramente o deslocamento do dente em todas as regiões do dente afetado.

Paolo Trucillo (2024)[50]examina também a vasta gama de aplicações dos biomateriais na administração de medicamentos, abrangendo diversos domínios médicos, como a terapia do cancro, as doenças cardiovasculares, as perturbações neurológicas e a vacinação. Este trabalho explora também os desafios reais neste domínio, incluindo a potencial toxicidade e a complexidade dos processos de fabrico. Estes desafios sublinham a necessidade de uma investigação aprofundada e do desenvolvimento contínuo de quadros regulamentares. O segundo objetivo desta análise é navegar pelo terreno atraente dos recentes avanços e perspectivas dos biomateriais, prevendo um cenário de cuidados de saúde em que estes permitem a administração precisa, direcionada e personalizada de medicamentos.

5. DISCUSSÃO

5.1. <u>COMPLICAÇÕES CARDÍACAS</u>

"A saúde oral é um espelho da saúde geral. Os profissionais de saúde oral devem ser capazes de identificar pacientes com doenças sistémicas, condições comprometedoras e incapacidades que tenham impacto e possam ser afectadas pelos cuidados de saúde oral e maxilofacial"

Lidar com pacientes com história ou doença cardiovascular atual sempre foi um desafio para os endodontistas. Este desafio é tão sério que pode pôr fim a qualquer prática clínica se for provada uma deficiência no conhecimento ou desempenho após um paciente doente[51].

Os endodontistas e outros especialistas na área da medicina dentária não têm o direito de interromper, alterar a dose ou prescrever qualquer medicamento para estes grupos de doentes clinicamente comprometidos, sozinhos e sem a confirmação do cardiologista. Se estas intervenções cardiovasculares não forem cuidadosamente identificadas, diagnosticadas e consideradas no plano global de tratamento do paciente, podem resultar em situações fatais. É obrigatório que o doente forneça uma carta de consentimento do cardiologista, juntamente com todas as prescrições de medicamentos terapêuticos, analgésicos e sedativos, antes de iniciar qualquer tratamento endodôntico em doentes com doenças cardiovasculares actuais ou históricas[52].

A gestão bem sucedida destes pacientes numa cadeira de dentista baseia-se, portanto, no conhecimento do paciente, na compreensão do processo da doença e na utilização judiciosa de agentes farmacológicos concebidos para produzir um estado de relaxamento, diminuir a ansiedade e controlar os factores que podem induzir ou contribuir para o início destas doenças cardiovasculares[52].

5.1.1. <u>REFLEXO TRIGEMINOCARDÍACO</u>

O reflexo trigeminocardíaco (RTC) é um reflexo único do tronco cerebral que se manifesta por perturbações hemodinâmicas típicas (diminuição da pressão arterial média), diminuição da frequência cardíaca até à assistolia), alterações respiratórias (apneia) e alterações gástricas (hipermotilidade) resultantes da estimulação de qualquer ramo sensorial do quinto nervo craniano ao longo do seu trajeto (Fiqure.5.1).[53]

As teorias actuais do mecanismo do reflexo trigeminocardíaco propõem que as terminações nervosas sensoriais do nervo trigémeo enviam sinais neuronais através do gânglio de Gasserian para o núcleo sensorial do nervo trigémeo, formando a via aferente do arco reflexo.[54]

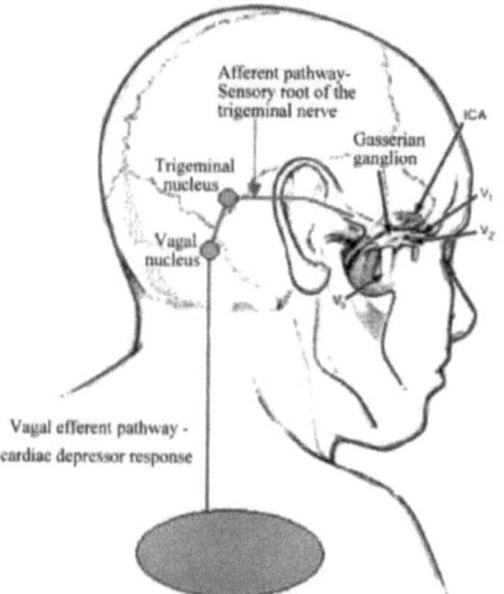

Fig. 5.1: Diagrama esquemático do reflexo trigeminocardíaco

A polpa dentária é inervada por abundantes fibras nervosas sensoriais com origem nos ramos maxilar e mandibular do nervo trigémeo, pelo que a estimulação do nervo pulpar dentário pode eventualmente resultar num reflexo trigeminocardíaco.[55]

O reflexo trigeminocardíaco é definido como uma diminuição súbita da pressão arterial média (PAM) e da frequência cardíaca em pelo menos 10%e 20% (variando em diferentes estudos) após a estimulação do nervo trigémeo. Quando a polpa dentária é invadida ou infetada pelas bactérias, a resposta inflamatória do tecido pulpar é activada. Se a inflamação for resolvida e o tecido da polpa dentária voltar ao estado normal, o dente é definido como tendo pulpite reversível. Se a resposta inflamatória persistir e progredir, a polpa dentária não pode voltar ao estado normal.

Nesta situação, o dente é definido como tendo pulpite irreversível. Nesta fase, está indicado o tratamento de canal para remover a polpa dentária doente, de modo a preservar o dente. Durante o tratamento do canal radicular, os ramos periféricos do nervo trigémeo podem ser estimulados, induzindo assim a ocorrência do reflexo trigeminocardíaco.[56]

As terminações nervosas dos ramos do nervo trigémeo foram estimuladas principalmente durante a primeira sessão de tratamento não cirúrgico do canal radicular, que envolveu a remoção dos tecidos vitais do nervo pulpar. O primeiro tratamento não cirúrgico do canal radicular com extirpação do nervo pulpar vital pode induzir uma estimulação significativamente mais forte no ramo periférico do nervo trigémeo, para além da cobertura da anestesia local, do que o segundo tratamento não cirúrgico do canal radicular com perturbação mínima do ramo periférico do nervo trigémeo[55].

As catecolaminas, incluindo a dopamina, a epinefrina e a norepinefrina, estão presentes na polpa dentária em níveis mais elevados durante a inflamação do que no tecido pulpar não inflamado, pelo que é concebível que a libertação de catecolaminas durante a manipulação endodôntica possa também desencadear disritmias.[57]

Os clínicos devem estar conscientes do risco e da incidência do reflexo trigeminocardíaco durante o tratamento não cirúrgico dos canais radiculares em dentes com pulpite irreversível[55].

Um dentista registou e analisou a pressão arterial antes, durante e após o tratamento não cirúrgico do canal radicular em pacientes com dentes com pulpite irreversível que foram tratados através de duas sessões de tratamento não cirúrgico do canal radicular. A redução da pressão arterial foi maior na primeira sessão de tratamento não cirúrgico do canal radicular em que foi efectuada a extirpação da polpa vital do que na segunda sessão de tratamento não cirúrgico do canal radicular em que apenas se verificou uma interferência mínima com o nervo dentário.[58]

Os pacientes de diferentes grupos etários, os pacientes com mais de 40 anos de idade, tenderam a ter uma resposta estável da queda da pressão arterial na pressão arterial sistólica média (MSBP), na pressão arterial diastólica média (MDBP) e na pressão arterial média (MABP) durante a sessão de tratamento não cirúrgico do canal radicular. Para os pacientes com idades compreendidas entre os 20 e os 29 anos, apenas foi detectada uma redução significativa da pressão arterial sistólica média, mas não da pressão arterial diastólica média e da pressão arterial média. Além disso, nos doentes com idades compreendidas entre os 30 e os 39 anos, apenas se verificou uma diminuição significativa da pressão arterial diastólica média, mas não da pressão arterial sistólica média e da pressão arterial média. Estas conclusões podem ser atribuídas ao facto de os jovens adultos estarem provavelmente mais ansiosos ou stressados quando recebem tratamento não cirúrgico do canal radicular do que os pacientes de grupos etários mais velhos e, por isso, é desencadeada uma resposta simpática profunda que, subsequentemente, reduz ou mascara o efeito parassimpático na pressão arterial em pacientes que recebem tratamento não cirúrgico do canal radicular (Figura 5.2).[55]

A monitorização dos sinais vitais, como a frequência cardíaca e a pressão arterial (hipotensão, ou seja, uma queda da PA abaixo de 90/60 mmHg, 70 mmHg de pressão arterial média, respetivamente, foi um critério opcional) durante procedimentos orais simples, como o tratamento não cirúrgico do canal radicular e outros procedimentos cirúrgicos, é considerada necessária para identificar quaisquer alterações que possam ser atribuídas ao início do reflexo trigeminocardíaco ou à síncope mediada pelo reflexo trigeminocardíaco[56].

5.1.1.1. <u>GESTÃO DO REFLEXO TRIGEMINOCARDÍACO</u>

um dos primeiros e mais importantes passos é a identificação da bradicardia a cessação do procedimento para retirar o estímulo, geralmente reverte o fenómeno, mas a necessidade de tratamento adicional deve ser antecipada a tempo de evitar complicações catastróficas[56].

O tratamento endodôntico em pacientes com reflexo trigeminocardíaco pode ser evitado se forem tomadas certas precauções.

1. Todas as clínicas de endodontia têm de estar equipadas com dispositivos, tais como um aparelho de medição da tensão arterial, uma máscara de oxigénio, comprimidos de nitroglicerina, dispositivos de sedação e o número de telefone de emergência e de um cardiologista.

2. é obrigatório que o paciente forneça uma carta de consentimento do cardiologista juntamente com todas as prescrições de medicamentos terapêuticos, analgésicos e sedativos antes de iniciar qualquer tratamento endodôntico em pacientes com um reflexo trigeminocardíaco atual ou histórico.

2. É preferível que as consultas sejam marcadas em horários curtos e de manhã.

3. Utilizar agentes anestésicos locais com uma pequena concentração de vasopressor (epinefrina 1:100.000) e não mais de 3 cartuchos; aspirar antes da injeção e injetar lentamente.

4. A monitorização dos sinais vitais, como a frequência cardíaca e a pressão arterial, durante procedimentos orais simples é considerada necessária para identificar quaisquer alterações que possam ser atribuídas ao início do reflexo trigeminocardíaco.

5. No final do procedimento, se o doente ficar fatigado ou com falta de ar, se a frequência e o ritmo do pulso se alterarem ou se sentir dores no peito, informar o médico do doente.

6. A administração de anticolinérgicos, como a atropina ou o glicopirrolato, pode ser necessária em alguns casos em que a bradicardia é grave ou persiste apesar da cessação do estímulo.[56]

Atualmente, está a ser analisado o papel do reflexo trigeminocardíaco em diferentes condições neurocirúrgicas, bem como os seus mecanismos, factores de risco, prevenção e tratamento. Os vários subtipos do reflexo trigeminocardíaco manifestam-se de forma diferente e as definições destinadas a captá-los não podem ser aplicadas uniformemente. Por conseguinte, é necessária mais investigação que conduza a uma definição de trabalho mais flexível e mais adaptável aos diferentes subtipos de reflexo trigeminocardíaco atualmente existentes[53].

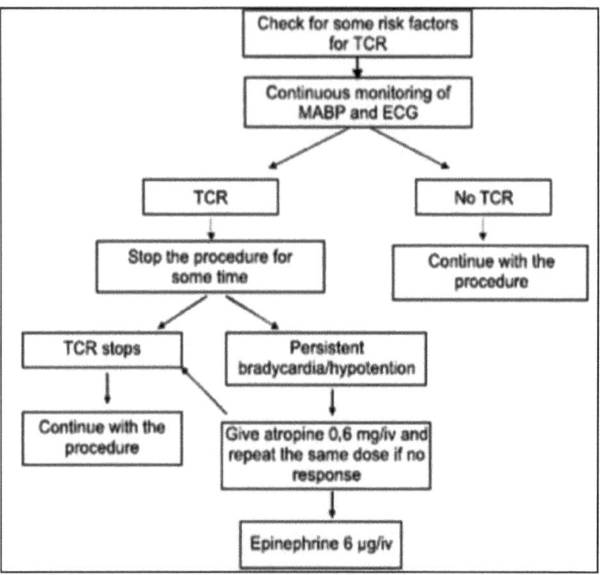

Fig.5.2: Algoritmo para tratar um doente com reflexo Irigeminocardíaco.

5.1.2. <u>INTERFERÊNCIA NO FUNCIONAMENTO DO PACEMAKER CARDÍACO</u>

Os pacemakers e os cardioversores-desfibrilhadores implantáveis (CDI) são dispositivos electrónicos que emitem sinais eléctricos e são sensíveis a sinais electromagnéticos na vizinhança.[59]

Os pacemakers são geralmente indicados para pacientes que sofrem de bradicardias sintomáticas para ajudar a iniciar a despolarização cardíaca quando os pacemakers nativos não estão a proporcionar um número adequado de contracções cardíacas. Os pacemakers são implantados em doentes com síndrome do seio doente ou síndrome de taquicardia-bradicardia.[60]

Os desfibrilhadores cardioversores implantáveis são geralmente indicados para doentes com taquiarritmias instáveis ou potencialmente fatais. Os CDI têm a capacidade de monitorizar e analisar continuamente os ritmos cardíacos para detetar fibrilhação ventricular (FV) ou taquicardia ventricular (TV) e administrar um choque por via intratorácica.[60]

Sete anos depois de ter introduzido o primeiro pacemaker sem fios do mundo no mercado dos EUA, a Medtronic voltou a estabelecer um novo ritmo na indústria com a sua nova geração de pacemakers sem fios .[60]

Alterações específicas no desenho dos pacemakers, como a inclusão de filtros de passagem, podem limitar a interferência electromagnética, como se verificou em certos modelos de pacemakers da Medtronic e da Pacesetter. No entanto, embora as alterações no design dos pacemakers tenham reduzido significativamente as taxas de interferência[60]

Os pacemakers da Medtronic demonstraram ser mais fiáveis do que outros modelos. Os pacemakers da Medtronic demonstraram ser mais resistentes a interferências eléctricas do que outros modelos (Figura 5.3). Os pacemakers da Medtronic demonstraram ser mais fiáveis do que outros modelos. A configuração do pacemaker da Medtronic no modo de estimulação de demanda ventricular forneceu a maior configuração de sensibilidade de qualquer produto de pacemaker atualmente disponível.[60]

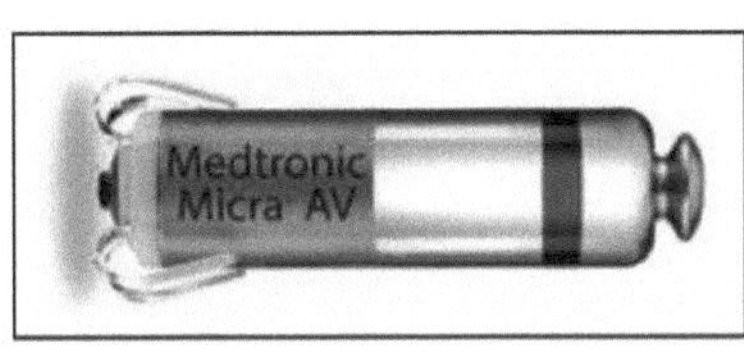

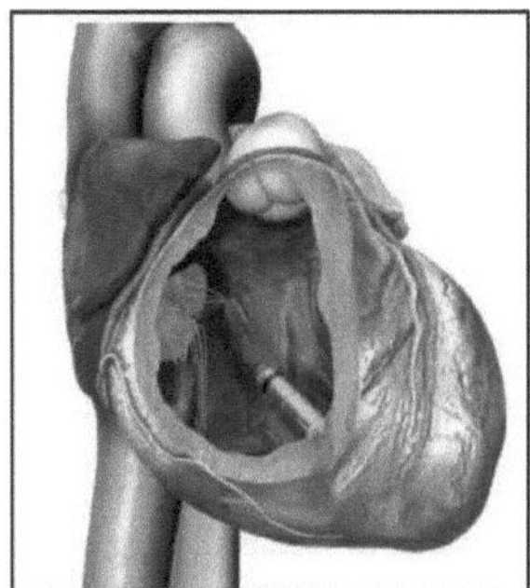

Fig. 5.3: Marcapasso compatível com Medtronic Micro-Av.

Existem cerca de 3 milhões de pessoas em todo o mundo com pacemakers cardíacos e todos os anos são implantados cerca de 6 lakhs de pacemakers[61].

Embora os pacemakers actuais sejam mais pequenos e tenham mais caraterísticas de proteção do que os do passado, muitos dispositivos dentários comuns emitem ondas electromagnéticas que podem interferir com as suas funções. Um tratamento dentário seguro requer a eliminação de interferências eléctricas que possam afetar a saúde cardíaca dos pacientes equipados com pacemakers.[61]

Uma vez que o número de pacemakers e cardioversores desfibrilhadores implantáveis está a aumentar, particularmente entre os idosos, é importante remover qualquer interferência eléctrica que possa prejudicar o funcionamento adequado destes dispositivos cardíacos e, consequentemente, ter um impacto negativo na saúde cardíaca dos pacientes dentários.[59]

Ao longo dos anos, têm sido realizados estudos para determinar o potencial de vários dispositivos que podem interferir com pacemakers cardíacos implantados, tais como telemóveis, iPods, etc., para instrumentos utilizados no consultório dentário, tais como localizadores apicais electrónicos (EALs), verificadores eléctricos da polpa, amalgamadores, luz de cura de compósitos, scalers ultra-sónicos, peças de mão dentárias, escovas de dentes eléctricas, unidades de eletrocirurgia, etc. Alguns dispositivos, como os scalers ultra-sónicos, os aparelhos de limpeza, os instrumentos electrocirúrgicos, as máquinas de fundição por indução dentária e os aparelhos de despolpagem eléctrica, já provaram anteriormente que causam interferência no funcionamento dos desfibrilhadores cardioversores implantáveis (Figura 5.4)[61].

Os dispositivos de terapia a laser de baixa intensidade emitem feixes de laser que podem interferir com os sinais electromagnéticos de um pacemaker. Esta interferência pode perturbar o funcionamento normal do pacemaker, conduzindo a sinais incorrectos de deteção ou estimulação. Essa interferência pode resultar em leituras imprecisas ou estimulação inadequada, colocando em risco a saúde do paciente. Assegurar que é mantida sempre uma pequena separação entre a unidade laser e qualquer doente com um pacemaker ou desfibrilhador cardioversor implantável parece ser uma medida sensata para evitar a sobre-exposição de um dispositivo cardíaco implantável a interferências electromagnéticas. Aconselha-se vivamente que os doentes com pacemaker evitem utilizar dispositivos de terapia laser de baixa intensidade devido a potenciais riscos e complicações. A interferência com os sinais do pacemaker, a interferência electromagnética e as preocupações de segurança associadas aos efeitos térmicos exigem cautela na utilização destes dispositivos[62].

Os localizadores electrónicos do ápice (EAL) são amplamente utilizados em endodontia para determinar o comprimento da raiz durante o tratamento do canal radicular.[63]

O princípio de funcionamento do localizador apical primitivo utilizava a resistência eléctrica (corrente contínua) para medir o comprimento do canal. Um estímulo elétrico artificial pode ser interpretado como ruído e causar temporariamente a reversão de um desfibrilhador cardioversor implantável para um modo de espaçamento assíncrono ou o sinal pode reprogramar inadequadamente o dispositivo cardíaco. A utilização de localizadores apicais electrónicos está confinada à região da cabeça, a cerca de 10-12 polegadas do coração e não atravessa o tórax.[61]

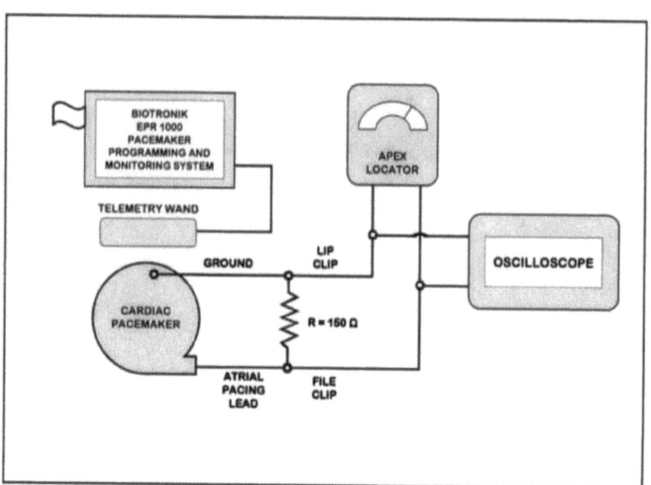

Fig. 5.4: Protocolo utilizado para avaliar o efeito do localizador apical eletrónico na função do pacemaker cardíaco.

O electrocautério utiliza corrente de radiofrequência para cortar ou coagular tecidos. Pode produzir sinais que podem inibir os estímulos de estimulação ou desencadear a estimulação ventricular devido ao excesso de sensibilidade auricular. Além disso, a corrente gerada pelo electrocautério pode causar danos no miocárdio devido à concentração de corrente na interface elétrodo-tecido e subsequente elevação do limiar de estimulação. O electrocautério deve ser bipolar, se possível, e não deve ser utilizado nas proximidades do pacemaker. A aplicação do eletrocautério deve ser limitada a alguns segundos. Devem ser utilizadas definições de potência mínimas para o electrocautério. O ritmo cardíaco deve ser monitorizado e o pacemaker deve ser verificado após a cirurgia. Em vez de eletrocautério, o uso de um bisturi ultra-sônico reduz a interferência eletromagnética (EMI).[64]

Consequentemente, os dentistas devem considerar a utilização de instrumentos manuais para destartarização e planeamento radicular para pacientes que tenham pacemakers ou desfibrilhadores cardioversores implantáveis, bem como remover os sistemas de limpeza ultra-sónicos das áreas de cuidados clínicos. Os dentistas devem compreender que a interferência electromagnética em relação aos dispositivos dentários é um campo em evolução no qual se obtêm diferentes resultados e interpretações a partir de ensaios que utilizam diferentes pacemakers, diferentes dispositivos dentários electrónicos e configurações.[59]

Os pacientes com pacemakers cardíacos não só correm maior risco de hemorragia e infeção no consultório dentário, como também são propensos à interferência electromagnética gerada pelos dispositivos dentários.[65]

Por conseguinte, os profissionais de medicina dentária devem ter em conta as seguintes precauções ao tratar pacientes com pacemakers cardíacos

1. Todos os doentes que tenham qualquer tipo de dispositivo cardíaco implantável devem fornecer os pormenores do cartão de identificação do fabricante, como o fabricante do dispositivo, o número do modelo, o número de série, a data de implantação e o modo de funcionamento ao seu prestador de cuidados de saúde oral [65].

2. Os profissionais de medicina dentária devem encorajar um ambiente de trabalho esterilizado e utilizar apenas dispositivos dentários electrónicos eléctricos genuínos, uma vez que o equipamento dentário de fabrico local (não normalizado) pode gerar interferências electromagnéticas.

3. O paciente deve ser submetido a uma anamnese detalhada, consistindo em especificações do marcapasso cardíaco, qualquer complicação anterior devido ao marcapasso, tempo de uso do marcapasso, medicação, etc.

4. Antes de qualquer serviço terapêutico, o dentista deve consultar o cardiologista do doente e, se necessário, o cardiologista deve informar sobre o procedimento dentário.

5. Para a profilaxia oral, o dentista deve considerar os scalers manuais, embora os scalers piezoeléctricos sejam documentados como sendo seguros. Os doentes devem ser motivados a utilizar escovas de dentes. Os doentes que utilizam escovas de dentes eléctricas a pilhas são aconselhados a manter uma distância de 15 cm entre a unidade de carregamento da pilha e o dispositivo implantado e uma distância > 1 polegada entre o dispositivo implantado e a escova de dentes

6. Deve-se ter cuidado para não colocar os cabos eléctricos no peito do doente.

7. Os pacemakers não protegidos devem ser cobertos com um avental de chumbo[65].

8. A epinefrina e outros vasoconstritores devem ser utilizados com precaução em clientes com pacemakers. O cartucho dentário comummente utilizado contém 1,8 ml de solução anestésica local (lidocaína a 2%). A dose máxima de AL com epinefrina é de 7 mg/kg e a concentração de AL utilizada é de 2% (20 mg/mL), pelo que o volume máximo de AL, que pode ser utilizado com segurança, é de 0,35 ml/kg. Uma dose mais elevada pode produzir vasoconstrição sistémica levando a isquemia miocárdica e promove a atividade espontânea nas fibras de Purkinje cardíacas através da sua ação sobre a corrente de potássio do pacemaker em doentes cardíacos, submetidos a procedimentos dentários.[65]

9. Os dentistas devem estar atentos aos sinais de mau funcionamento do pacemaker, que incluem dor no peito, inchaço no braço e no peito, tonturas, vertigens e dificuldade em respirar, soluços prolongados e dor no peito. Nestas circunstâncias, deve ser consultado de imediato um cardiologista.[65]

10. O uso de telefones celulares portáteis sem fio por esses pacientes no consultório odontológico também deve ser evitado. A monitorização da interferência induzida pelo telefone através do circuito de deteção vestibular foi o tipo de interferência mais comum. A maior perturbação ocorreu quando o telefone foi segurado diretamente sobre o marcapasso. Embora esta posição possa ocorrer quando um telemóvel ativado é guardado no bolso diretamente sobre um pacemaker, não é certamente uma posição normal e deve ser deliberadamente evitada. Tonturas ou vertigens Pré-síncope durante a utilização do telemóvel. Tal como referido anteriormente, houve pouca interferência quando o telemóvel foi colocado junto ao ouvido[65].

É provavelmente no melhor interesse dos doentes evitar a utilização de unidades de eletrocirurgia, banhos de ultra-sons e scalers ultra-sónicos magneto-restritivos em doentes com pacemakers cardíacos. A utilização de telemóveis sem fios por estes doentes no consultório dentário também deve ser evitada. No entanto, o amalgamador, as brocas dentárias, a cadeira dentária e a luz, o testador de polpa elétrico, a luz de cura de compósitos, a unidade de radiografia portátil, a escova de dentes eléctrica, o micro-ondas, o sistema vibrador piezoelétrico de quartzo e os scalers sónicos parecem ser seguros para utilização perto de pacemakers cardíacos.[66]

Em conclusão, na nossa vida quotidiana, os doentes com pacemaker estão potencialmente expostos a efeitos nocivos de muitas fontes de interferência electromagnética, que podem ser provenientes de localizadores electrónicos do ápice (EAL), testadores de polpa eléctricos, scalers de ultra-sons, peças de mão dentárias, escovas de dentes eléctricas e unidades electrocirúrgicas. Os médicos que tratam de pacemakers devem estar conscientes destes problemas e tomar precauções para evitar potenciais interferências electromagnéticas.[64]

5.1.3 <u>ENDOCARDITE BACTERIANA</u>

A Endocardite Bacteriana é uma infeção que afecta o endocárdio em defeitos valvulares, murais e septais, bem como em curto-circuitos arteriovenosos e arterio-arteriais.[67]

Formam-se vegetações nas válvulas que consistem em organismos que geralmente são estreptococos ou estafilococos, fibrina e células inflamatórias. Podem ocorrer erosões, perfurações valvulares e abcessos no miocárdio.[67]

Numerosos estudos epidemiológicos em diferentes países têm demonstrado que 14% a 20% dos casos de Endocardite Bacteriana estão associados a uma possível origem oral.[51]

As espécies de Streptococcus, principalmente do grupo viridans, têm sido tradicionalmente os microrganismos orais mais frequentemente assinalados no desenvolvimento da endocarite bacteriana.[51]

Uma outra área de dificuldade é avaliar se a bacteriemia ocorre durante a colocação dos grampos do dique de borracha ou se está relacionada com o seu movimento durante o tratamento. A colocação do dique de borracha pode causar 31,4% de prevalência de bacteriémia (Tab. 5.1).[2]

O canal radicular infetado constitui a principal fonte de irritação microbiana persistente para os tecidos perirradiculares. Os microrganismos localizam-se em posições privilegiadas e estratégicas dentro do canal radicular contendo tecido pulpar necrótico.[69]

Existem diferentes tipos de infecções endodônticas, que estão normalmente associadas a diferentes condições clínicas. A infeção do canal radicular é a causa primária de doenças peri-radiculares agudas ou crónicas. As infecções secundárias ou persistentes são a causa de lesões peri-radiculares secundárias ou crónicas, que podem resultar em sintomas persistentes , exsudação ou no insucesso do tratamento endodôntico.[68]

As infecções primárias são mistas e predominadas por bactérias anaeróbias. As espécies predominantes pertencem normalmente aos géneros Bacteroides, Porphyromonas, Prevotella, Fusobacterium, Treponema, Pepto-streptococcus, Eubacterium e Campylobacter. Os estreptococos facultativos ou microaerófilos também são frequentemente encontrados em infecções primárias. As infecções intra-radiculares secundárias são causadas por microrganismos que não estavam presentes na infeção primária e que penetraram no sistema de canais radiculares durante o tratamento, entre consultas ou após a conclusão do tratamento endodôntico. Se os microrganismos penetrantes conseguirem sobreviver e colonizar o sistema de canais radiculares, estabelece-se uma infeção secundária.[69]

Os microrganismos que, de alguma forma, resistiram aos procedimentos de desinfeção intracanal causam infecções intra-radiculares persistentes. Os microrganismos causadores eram membros da infeção primária ou de uma infeção secundária. As poucas espécies microbianas que possuem tal capacidade podem estar envolvidas no insucesso do tratamento do canal radicular.[69]

As infecções extra-radiculares também podem ser primárias, secundárias ou persistentes. A fonte das infecções extra-radiculares é geralmente a infeção intra-radicular. Atualmente, reconhece-se que alguns microrganismos orais, como as espécies Actinomyces e Propionibacterium propionicus, podem estar implicados em infecções extra-radiculares. A microbiota localizada na parte apical do sistema de canais radiculares é normalmente delineada a partir dos tecidos perirradiculares inflamados, quer por uma densa acumulação de neutrófilos polimorfonucleares, quer por um tampão epitelial no ou perto do forame apical[69].

Estes microrganismos estabelecidos nos tecidos peri-radiculares são inacessíveis aos procedimentos de desinfeção endodôntica, a infeção extra-radicular pode causar o insucesso da terapia endodôntica.[69]

ORAL SURGERY PROCEDURES	PREVALENCE OF BACTERIEMIA
Single tooth removal	51%
Multiple tooth removal	68-100%
Endodontics (instrumentation not beyond the apex)	0 - 31%
Endodontics (instrumentation beyond apex)	0 - 54%
Periodontal surgery (with flap)	36 - 88%
Periodontal surgery (gingivectomy)	83%
Scaling and root planing	8-80%
Periodontal prophylaxis	040%
Tooth brushing	0-26%
Dental flossing	20-58%
Interproximal tooth brushing	20-40%
Dento-gingival irrigation	7-50%
Chewing	17-51%

Tab. 5.1: Relação entre bacteriemia e procedimento oral.

Muitos dos primeiros relatos clínicos da ligação entre o tratamento endodôntico e a bacteriémia são anedóticos, não utilizam uma técnica asséptica durante o tratamento e não fazem corresponder os organismos isolados da corrente sanguínea aos do canal radicular. [68]

Os procedimentos endodônticos com instrumentação para além do ápice produziram bacteriemia detetável em 31% dos casos, mas, quando a instrumentação estava confinada ao interior do dente, as hemoculturas foram negativas.[68]

Várias doenças humanas e agentes patogénicos microbianos associados foram identificados pela primeira vez diretamente a partir de amostras clínicas, utilizando abordagens moleculares. As abordagens genético-moleculares contribuíram significativamente para o conhecimento da microbiota do canal radicular, permitindo o reconhecimento de novos agentes patogénicos endodônticos putativos e reforçando a associação de algumas bactérias anaeróbias cultiváveis, mas fastidiosas, com infecções do canal radicular. A utilização bem orientada destes métodos fornecerá informações adicionais valiosas relativamente à identificação e compreensão dos factores causais associados às doenças endodônticas, ajudando a desenvolver estratégias de tratamento mais bem sucedidas.[69]

Sem tratamento, a endocardite bacteriana é uma doença fatal em 30% dos casos. O doente deve ser enviado para o hospital para receber antibioterapia intravenosa (normalmente utiliza-se benzilpenicilina e gentamicina). Geralmente, é necessário um tratamento prolongado. Por este motivo, têm sido progressivamente adoptados programas de serviço de hospitalização domiciliária com administração de antibióticos por via intravenosa. Se houver suspeita de endocardite estafilocócica, a penicilina pode ser substituída por vancomicina. Em casos graves, como no caso de um doente com endocardite de uma válvula protésica, poderá ser necessário substituir a válvula infetada por uma nova válvula.[70]

É essencial promover uma boa saúde oral nos doentes com risco de endocardite. Esta é a melhor forma de reduzir a necessidade de cirurgia nestes doentes. No entanto, este aspeto do tratamento dentário é frequentemente negligenciado e uma elevada percentagem de doentes na clínica de cardiologia sofre de uma doença periodontal. Além disso, não existe evidência fiável que sugira que os métodos de higiene oral, tais como escovas de dentes eléctricas, irrigadores ou outros dispositivos semelhantes, possam constituir um risco para a saúde. Foi demonstrado que a utilização de colutórios anti-sépticos reduz significativamente o risco de bacteriemia de origem oral.[70]

A profilaxia contra a endocardite bacteriana deve ter como principal objetivo a manutenção de uma boa higiene oral e a prevenção de doenças orais para reduzir a magnitude e a frequência da bacteriemia espontânea.[68]

A endocardite infecciosa não é uma situação de emergência na clínica dentária, embora a sua mortalidade associada seja elevada. A doença deve ser suspeitada quando o paciente apresenta febre inexplicável durante mais de uma semana, juntamente com sopros cardíacos.[1CARDIAC INTRO]

As recomendações de tratamento para doentes com endocardite bacteriana são as seguintes.

1. Explicar a todos os doentes a importância e a necessidade de uma higiene oral escrupulosa e salientar a relação existente entre a bacteriemia dentária e as doenças

sistémicas.

2. Consultar o médico do doente se existirem antecedentes de defeitos cardíacos incluindo prolapso da válvula mitral com insuficiência, insuficiência renal, diálise renal, transplante renal, quimioterapia ou radioterapia, ou quaisquer outras doenças sistémicas associadas a sangramento gengival.

3. Discutir com o médico o estado da higiene oral e do periodonto do doente, quais os procedimentos previstos e a extensão da bacteriémia que se pode desenvolver. O dentista deve também explicar a eficácia dos procedimentos locais de degermação que podem ser utilizados para reduzir a incidência de bacteriémia e as diferentes espécies de microrganismos resistentes aos antibióticos que podem ser eliminados.

4. O médico deve tomar a decisão final quanto ao regime de profilaxia antibiótica a utilizar.

5. Aconselhar todos os doentes com sangramento gengival a lavar a boca diariamente com um elixir germicida antes de escovar os dentes. Isto deve ser continuado até que os tratamentos periodontais tenham restaurado uma condição saudável sem evidência de hemorragia.

6. Todos os doentes devem lavar a boca com um antimicrobiano antes de iniciarem os procedimentos endodônticos. Antes de tossir, limpar bem a boca cinco ou seis vezes. Isolar o local da operação com rolos de algodão e secar. Aplicar uma solução de iodo de Talbot, clorhexidina a 0,5% ou iodopovidona a 10% na profundidade de toda a circunferência do dente com uma agulha romba e aguardar 3-5 minutos antes de colocar o dique de borracha.

7. Os doentes que manifestam uma higiene oral escrupulosa sem evidência de sangramento gengival podem não necessitar de profilaxia antibiótica. A decisão final cabe ao médico durante a consulta.

8. Os doentes com sangramento gengival com baixo risco de endocardite podem utilizar eritromicina para profilaxia, uma vez que não provoca choque anafilático fatal; a decisão fica ao critério do médico.

9. Os doentes com gengiva hemorrágica e higiene oral deficiente que se sabe serem de alto risco, especialmente os que possuem próteses de válvulas cardíacas ou com um episódio anterior de endocardite infecciosa, podem ser cobertos com penicilina oral. A administração parentérica de antibióticos deve ser efectuada 1 hora antes do início do procedimento de degermação oral.

10. Quando existe uma má higiene oral e o doente necessita de cirurgia cardíaca, pode ser prudente aconselhar o médico a adiar a cirurgia cardíaca, sempre que possível, até que sejam restabelecidos níveis aceitáveis de higiene oral.

11. Uma vez que não existe consenso sobre a relação entre a bacteriemia dentária e a infeção da articulação total da anca ou sobre a administração profiláctica de antibióticos e uma vez que a flora microbiana recuperada da região da anca é principalmente resistente à penicilina, a administração de penicilina é de valor questionável. O cirurgião ortopédico que pensa que existe uma relação de bacteriémia dentária pode aconselhar a degermação da boca com um colutório e a higienização do sulco gengival, ou pode administrar um antibiótico em conjunto com a degermação local, ou pode administrar apenas um antibiótico oral.[71]

As diretrizes actuais da British Cardiac Society (BCS), da American Heart Association (AHA) e da British society of antimicrobial chemotherapy (BSAC) diferem no que diz respeito aos regimes antibióticos que devem ser prescritos e para que procedimentos dentários.[68]

Tanto a American Heart Association (AHA) como a British Cardiac Society (BCS) estabeleceram uma descrição precisa dos procedimentos dentários que requerem PA antes do tratamento. Por outro lado, a sociedade britânica de quimioterapia antimicrobiana (BSAC) recomenda a PA para todos os procedimentos dentários que envolvam manipulação dento-gengival ou endodontia. No que diz respeito à endodontia não cirúrgica, a American Heart Association (AHA) e a British Cardiac Society (BCS) apenas recomendam a PA se a instrumentação do canal radicular ultrapassar o ápice, enquanto as diretrizes da British Society of Antimicrobial Chemotherapy (BSAC) estipulam os procedimentos endodônticos em geral (figura

5.1.6). No que diz respeito à colocação de dique de borracha, banda matriz e cunha e pulpotomia não vital do molar primário, as diretrizes da American Heart Association (AHA), da British Cardiac Society (BCS) e da British society of antimicrobial chemotherapy (BSAC) discordam (Tabela 5.2).[68]

Procedure	BCS Guidelines (Ramsdale *et al.* 2004)	AHA Guidelines (Dajani *et al.* 1997)	British Society for Antimicrobial Chemotherapy (BSAC) (Gould *et al.* 2006)	European Society of Cardiology (Horstkotte *et al.* 2004)
Rubber dam placement	Recommended (YES)	Not recommended (NO)	If dento-gingival manipulation	Not specified (NS)
Matrix band and wedge placement	YES	NO	YES	NS
Gingival retraction cord placement	YES	NO	YES	NS
Root canal instrumentation beyond apex	YES	YES	YES	NS
Avulsed tooth reimplantation	YES	YES	YES	YES
Nonvital pulpotomy of primary molar	YES	NO	YES	NS
Mucoperiosteal flap to gain access to tooth or lesion	YES	YES	YES	YES
Vital pulpotomy of primary molar	NO	NO	YES	NS
Pulpotomy of permanent tooth	NO	NO	YES	NS

Tab. 5.2: Variação entre as diretrizes actuais no que diz respeito aos procedimentos dentários que requerem quimioprofilaxia em doentes de risco.

Todas as diretrizes acima mencionadas concordam que o antibiótico de primeira escolha em doentes adultos não alérgicos à penicilina é a amoxicilina. A clindamicina 600 mg é o antibiótico recomendado em doentes alérgicos à penicilina. A American Heart Association também recomenda a cefalexina, que é uma cefalosporina de primeira geração, como agente alternativo à amoxicilina, apesar de 5-10% dos doentes alérgicos à penicilina também serem alérgicos às cefalosporinas. A suspensão oral de azitromicina 500 mg é recomendada como alternativa em doentes que não podem tomar medicação oral ou em doentes alérgicos à penicilina (Quadro 5.3).[68]

Clinical situation	AHA Guidelines (Dajani et al. 1997)	British Cardiac Society Guidelines (Ramsdale et al. 2004)	BSAC (Gould et al. 2006)
1. Standard general prophylaxis for high and moderate risk patient	Amoxicillin 2 g orally 1 h pre-procedure	Amoxicillin 3 g orally 1 h pre-procedure except patients with a history of infective endocarditis (IE)	Amoxicillin 3 g orally 1 h pre-procedure
2. Patient is unable to take oral medications	Ampicillin 2 g i.m. or i.v. 30 min pre-procedure	Azithromycin 500 mg oral suspension 1 h pre-procedure	Azithromycin 500 mg oral suspension 1 h pre-procedure
3. Patient is allergic to penicillin	Clindamycin 600 mg orally 1 h pre-procedure Or Cefadroxil or Cephalexin 2 g orally 1 h pre-procedure Or Azithromycin oral suspension or Clarithromycin 500 mg 1 h pre-procedure	Clindamycin 600 mg 1 h pre-procedure	Clindamycin 600 mg 1 h pre-procedure
4. Patient is allergic to penicillin and is unable to take oral medication	Clindamycin 600 mg i.v. 30 min pre-procedure Or Cefazolin 1 g i.m. or iv 30 min pre-procedure	NS	Azithromycin 500 mg oral suspension 1 h pre-procedure
1. Patients with previous IE	Amoxicillin 2 g orally 1 h pre-procedure	Amoxicillin 2 g i.v. + Gentamicin 1.5 mg/kg iv < 30 min pre-procedure + Amoxicillin 1 g iv or orally 6 h post procedure	Amoxicillin 3 g orally 1 h pre-procedure
2. If allergic to penicillin	Clindamycin 600 mg iv 30 min pre-procedure Or Cefazolin 1 g im or iv 30 min pre-procedure	Vancomycin 1 g i.v. over 2 hr, 1–2 h pre- procedure + Gentamicin 1.5 mg/kg iv < 30 min pre-procedure Or Clindamycin 300 mg iv < 30 min pre-procedure then iv clindamycin 150 mg 6 h later	Clindamycin 600 mg orally 1 h pre-procedure Or Azithromycin 500 mg oral suspension

Tab. 5.3: Variação entre as diretrizes actuais no que diz respeito aos regimes de antibióticos que devem ser prescritos a doentes adultos em risco submetidos a procedimentos dentários sob anestesia local.

Uma vez que não existe consenso sobre a relação entre a bacteriemia dentária e a infeção total da articulação da anca ou sobre a administração profiláctica de antibióticos e uma vez que a flora microbiana recuperada da região da anca é principalmente resistente à penicilina, a administração de penicilina é de valor questionável.[49]

O ortopedista que pensa que existe uma relação de bacteriémia dentária pode aconselhar a degermação da boca com um colutório e a higienização do sulco gengival, ou pode administrar um antibiótico em conjunto com a degermação local, ou pode administrar apenas um antibiótico oral.[71]

A grande maioria das infecções de origem endodôntica é tratada sem a necessidade de antibióticos. Devido à ausência de circulação sanguínea dentro de uma polpa necrótica e infetada, os antibióticos não conseguem alcançar e eliminar os microorganismos presentes no sistema de canais radiculares. Assim, a fonte de infeção não é afetada pela terapia antibiótica sistémica[49].

Por outro lado, os antibióticos podem ajudar a impedir a propagação da infeção e o desenvolvimento de infecções secundárias em pacientes comprometidos. Por conseguinte, os antibióticos podem ser um complemento valioso para o tratamento de alguns casos de infeção endodôntica.[69]

Consequentemente, o único objetivo do dentista em pacientes em risco de endocardite bacteriana deve ser a promoção de cuidados de saúde oral, em particular para reduzir o risco de cárie e doença periodontal. Para concluir, a endocardite bacteriana é uma condição bem controlável com medidas adequadas.[67]

5.2. <u>COMPLICAÇÕES IMUNOLÓGICAS</u>

As implicações da imunologia no tratamento dentário são explicadas através da discussão dos princípios científicos básicos da alergia, autoimunidade, imunização, disfunção imunitária, tumor, imunologia, imunossupressão e imunobiologia de transplantes.[72]

A imunologia é um ramo da biologia e da medicina que abrange o estudo dos sistemas imunitários em todos os organismos.[73]

A intrincada interação entre o sistema imunitário e a saúde oral tem revelado oportunidades para novas intervenções terapêuticas em medicina dentária.[72]

O sistema imunitário da mucosa oral evoluiu para enfrentar o desafio dos agentes patogénicos e dos antigénios ambientais perpetuamente presentes na superfície da mucosa e para impedir a sua entrada ou causar uma ativação excessiva do sistema imunitário, respetivamente.[73]

O sistema imunitário oral engloba uma série de células especializadas, moléculas de sinalização e mediadores imunitários que colaboram para proporcionar uma defesa dinâmica contra potenciais ameaças. As células epiteliais que revestem a mucosa oral actuam como a primeira linha de defesa, formando uma barreira física e produzindo péptidos antimicrobianos[72].

Todos os dias, o dentista pode lidar com alergias, infecções e outras doenças com componentes imunitários. Sem uma compreensão das suas causas imunitárias, é difícil uma avaliação e tratamento adequados.[73]

O desenvolvimento de materiais dentários teve um grande impacto na medicina dentária moderna. Os materiais, desde polímeros a metais, têm diferentes aplicações na medicina dentária.[72]

Tanto os pacientes como o pessoal dentário estão expostos a estas interações e aos riscos potenciais, sendo o paciente o destinatário dos materiais de restauração e o pessoal dentário o que manuseia muitos dos materiais diariamente[72].

Quando um biomaterial é colocado em contacto com os tecidos e fluidos do corpo humano, existem invariavelmente algumas formas de interação entre o material e o ambiente biológico. Esta interação constitui o tema da biocompatibilidade. O material a ser utilizado na cavidade oral deve ser inofensivo para a polpa e para os tecidos moles[72].

5.2.1. <u>ALERGIA AO LÁTEX</u>

O látex de borracha natural (NRL) é uma parte omnipresente da vida atual. Devido à sua resistência, elasticidade, flexibilidade, durabilidade e propriedades de barreira, é o principal constituinte de mais de 40 000 produtos médicos e de consumo.[74]

As luvas de borracha foram introduzidas na cirurgia em 1890 pelo Dr. William Halsted, um cirurgião americano. Atualmente, as luvas de látex de borracha natural são indispensáveis no ambiente dos cuidados de saúde. Constituem a barreira mais eficaz contra os agentes patogénicos transmitidos pelo sangue, tanto para os profissionais de saúde como para os doentes.[75]

Os produtos químicos utilizados durante a produção de luvas de látex de borracha natural, bem como a lavagem frequente das mãos, os detergentes agressivos e a secagem incompleta, podem irritar a pele das nossas mãos.[75]

5.2.1.1. <u>CLASSIFICAÇÃO DAS REACÇÕES DAS LUVAS</u>

<u>Irritação Dermatite de contacto</u>

A reação cutânea mais frequente associada às luvas de látex é a dermatite de contacto irritante. Esta inflamação não imunológica da pele manifesta-se frequentemente como manchas secas, com crostas e fissuras nas áreas expostas às luvas e é provavelmente causada por oclusão pela própria luva ou por irritação mecânica, especialmente fricção e secagem ou por partículas alcalinas de pó de luva (Figura 5.5). O pó das luvas pode reduzir significativamente os níveis de hidratação da pele, produzindo secura, que é o primeiro sinal de irritação. Outros factores de risco para a irritação das luvas incluem atopia; eczema das mãos pré-existente; irritação provocada por detergentes e desinfectantes utilizados para limpar a pele; exposição profissional a trabalho húmido, solventes e produtos químicos, que podem penetrar nas luvas; e calor e oclusão.[74]

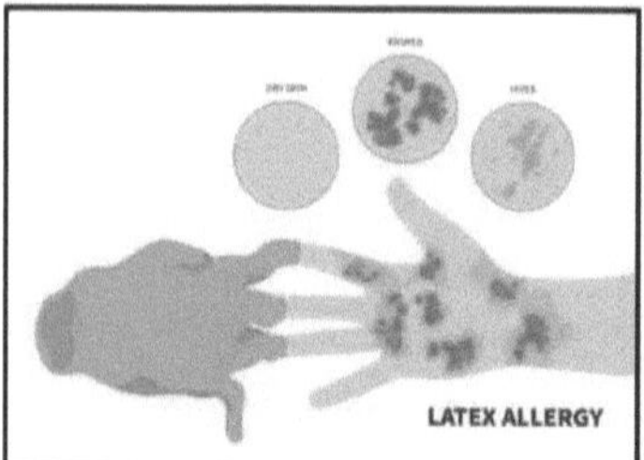
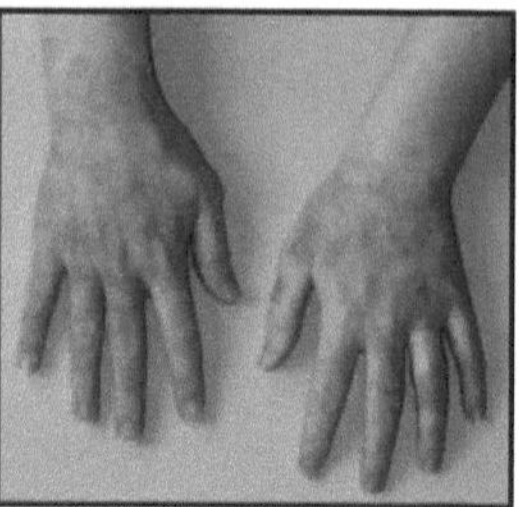

Fig. 5.5: Um caso moderado de dermatite.

<u>Dermatite de contacto alérgica a luvas de látex natural</u>

Trata-se de uma resposta inflamatória devido à aplicação percutânea de um alergénio. Tal como acontece com todas as reacções alérgicas retardadas, nota-se um afluxo de leucócitos, particularmente linfócitos T e macrófagos, para o local afetado. Os antigénios das respostas mediadas por células podem ser moléculas simples com pesos inferiores a 1.000. No entanto, se a molécula estiver ligada a um transportador, a resposta é específica para o imunogénio completo. Daí a existência de respostas retardadas[73].

As proteínas das luvas de látex natural são o alergénio predominante nas luvas de látex. As luvas de látex em pó contêm geralmente níveis mais elevados de alergénios de látex de borracha natural do que as luvas não em pó, e as luvas de exame não esterilizadas contêm níveis mais elevados de alergénios do que as luvas cirúrgicas esterilizadas.[74]

Um aspeto da imunologia a que o cirurgião dentista deve estar atento é a alergia. Uma reação alérgica pode ser imediata (resposta humoral de anticorpos) ou retardada (resposta celular) e é normalmente dirigida contra um alergénio específico[73].

Reacções de hipersensibilidade imediata do tipo I ao látex natural (alergia ao látex)- As reacções de hipersensibilidade imediata do tipo I são imediatas no seu início e podem assumir a forma de prurido, erupção cutânea generalizada, rinite, conjuntivite, pieira, palpitações, tonturas, edema da laringe e choque anafilático, levando à morte se não forem tratadas com urgência.[76]

As reacções de hipersensibilidade retardada do tipo IV à alergia ao látex natural tendem a aparecer 2-4 dias após a exposição a produtos de borracha, produzindo eritema dos tecidos que estiveram em contacto direto com o material. É normalmente causada por aceleradores químicos (como tiurames, carbamatos e benzotiazóis) ou antioxidantes adicionados para curar borracha natural ou sintética, tendo como paradigma a dermatite de contacto alérgica. As luvas sintéticas podem conter carbamatos que podem reagir de forma cruzada com tiurames, tiazóis e tioureias e podem colocar os doentes alérgicos a luvas de látex natural com reacções concomitantes do tipo IV em risco de dermatite por luvas sintéticas.[74]

5.2.1.2. <u>SINTOMAS CLÍNICOS</u>

A alergia a luvas de látex natural depende da suscetibilidade individual ao alergénio, do modo e da via de exposição e do tipo e quantidade de proteína alergénica biodisponível. A exposição aos antigénios do látex pode ocorrer por via cutânea, respiratória, mucosa e parentérica, sendo as duas últimas vias as que apresentam maior risco de anafilaxia. Os sintomas resultam normalmente do contacto direto com um produto de luvas de látex natural, mas também podem resultar da inalação de pó aerossolizado contendo proteínas de luvas de látex natural. O espetro dos achados clínicos pode variar desde urticária de contacto até anafilaxia fatal. Podem ocorrer prurido/queimadura/ardor localizado, urticária de contacto, urticária generalizada, rinite alérgica, conjuntivite alérgica, angioedema, asma brônquica e anafilaxia. A queilite (inflamação dos lábios) inclui muitos tipos clínicos e está possivelmente relacionada com muitos alergénios. A queilite pode apresentar-se isoladamente ou estar associada a estomatite ou eczema perioral (Figura 5.6)[74]

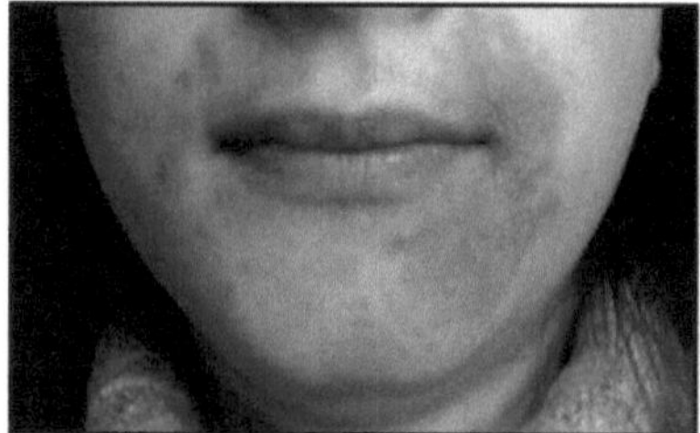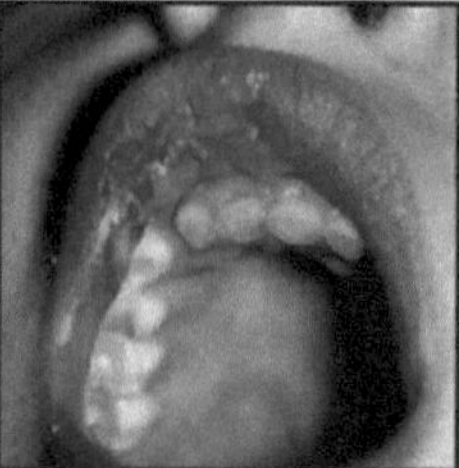

Fig. 5.6: A dermatite de contacto crónica por alergénios ocorre devido ao contacto com luvas de látex.

5.2.1.3. **FACTORES DE RISCO**

Os doentes pertencentes a grupos de alto risco devem ser cuidadosamente avaliados, de modo a que possam ser utilizados protocolos adequados para os proteger do contacto com o látex.[75]

- Doentes com espinha bífida - As crianças com espinha bífida e meningomielocele têm a maior prevalência de alergia ao látex, variando entre 20% e 65%. Isto está relacionado com a exposição repetida da mucosa a luvas de látex natural através de múltiplos procedimentos cirúrgicos, terapêuticos e de diagnóstico e com a predisposição atópica.[75]

- Indivíduos com anomalias congénitas do trato urinário, ou múltiplas cirurgias ou cateterizações Estes doentes estão em alto risco devido à exposição significativa da membrana mucosa ao látex através de cirurgias e cateterizações de rotina.[75]

- Atópicos (Indivíduos com uma predisposição genética para alergias) - Têm uma predisposição genética para reacções alérgicas como asma, rinite alérgica, dermatite ou eczema. Se um indivíduo tiver muitas alergias diferentes, corre um risco mais elevado de sofrer uma resposta alérgica às luvas de látex natural.[76]

- Pessoas com alergias a determinados alimentos - As reacções alérgicas a vários frutos e alimentos parecem ocorrer com frequência e gravidade invulgares em doentes com alergia ao látex . Pelo menos metade dos doentes alérgicos ao látex têm sensibilidade a frutos/alimentos e até metade destes doentes apresentam reacções graves aos alimentos. Foram documentadas reacções a vários alimentos derivados de plantas de fontes filogeneticamente diferentes, tais como abacate, castanha, banana e kiwi, os quatro alergénios mais frequentemente associados, papaia, noz, melão, pêssego, ameixa, aipo, cenoura, maçã, pera, manga, alperces, uvas, maracujá, ananás, citrinos, figo, trigo, cevada, avelã, batata, tomate, alface e espinafres.[74]

- Trabalhadores do sector da saúde - Pensou-se inicialmente que estavam em maior risco do que a população em geral devido à sua exposição constante a luvas de látex. Para além dos médicos e dentistas, os trabalhadores do sector da saúde que apresentam riscos especialmente elevados incluem o pessoal do bloco operatório, assistentes dentários, pessoal de laboratório, pessoal de limpeza dos hospitais e assistentes de ambulância.[74]

No que diz respeito à endodontia, o foco de preocupação com o doente alérgico ao látex recai principalmente sobre as luvas e o dique de borracha. Outras fontes potenciais de borracha que podem entrar em contacto com o doente são as rolhas de borracha utilizadas nos dispositivos de medição da lima , o êmbolo de borracha da seringa anestésica, os dispositivos de borracha utilizados para segurar os instrumentos e a guta-percha (Tabela 5.4).[77]

Rubber gloves
Rubber dam
Rubber polishing points
Rubber prophy cups
Gutta-percha and gutta-balata
Local anesthetic cartridges and disposable syringes
Rubber mouth props
Some items of protective eyewear
Some surgical face masks and other protective items of clothing e.g. gowns, overshoes

Tabela 5.4: Materiais que contêm látex de borracha natural.

Quimicamente, a guta-percha e a borracha natural apresentam-se como isómeros, sendo a guta-percha trans-poliisopreno e a borracha natural cis-poliisopreno. Ambos são polímeros de elevado peso molecular estruturados a partir da mesma unidade básica de construção, o monómero isopreno. Parece possível que os doentes sensíveis aos produtos de látex de borracha natural possam também ser alérgicos à guta-percha.[77]

Do ponto de vista endodôntico, parece prudente investigar melhor a relação entre a guta-percha utilizada na terapia endodôntica e as alergias ao látex de borracha natural. A utilização da guta-percha como material de obturação durante a terapia endodôntica realizada em pacientes sensíveis ao látex de borracha natural requer extrema cautela (Tabela 5)..5). O clínico deve evitar a extensão da guta-percha para além do ápice da raiz do dente, o que expõe a guta-percha a um fornecimento de sangue, tecido inflamatório e osso circundante, e pode aumentar o risco de alergia.[74]

Systemic toxicity	• Latex is used to make gloves, rubber dam sheets, etc. • No systemic toxicity is reported with latex material.
Local toxicity	• The latex sheet has a shiny surface and a dull surface. • Placing the dull surface in contact with the skin of the patient/dentist may result in irritant contact dermatitis.

Allergic reaction	• The incidence of latex allergy is about 9.7% and 6% among patients and dental staff, respectively.
	• Latex products can produce either a type I immediate atopic/anaphylactic reaction or a type IV delayed hypersensitivity reaction (allergic contact dermatitis). Type I reaction is attributed to the proteins present in natural latex and type IV is caused by accelerators and antioxidants used in latex manufacturing. Precautions to be taken are as follows:
	  – Nonlatex synthetic materials such as nitrile and styrene ethylene butadiene styrene (SEBS) should be used.
	  – Polyethylene or polyvinyl chloride rubber dams can be used instead of latex.

Other reactions	No mutagenic or carcinogenic effect is reported with latex rubber.

Tabela 5.5: Toxicidade relacionada com o material de látex.

5.2.1.4. <u>VÁRIOS TESTES PARA IDENTIFICAR A ALERGIA AO LÁTEX</u>

O diagnóstico de alergia ao látex pode basear-se num teste radioalergossorvente (RAST) in vitro positivo e/ou num teste cutâneo de puntura in vivo positivo e/ou num resultado positivo do teste de provocação, cada um em conjunto com uma história clínica concordante.[74]

A alergia aos produtos de borracha de látex foi confirmada através de testes cutâneos de contacto, testes de punção cutânea e testes serológicos.[77]

<u>Teste de adesivo</u>

Os testes de contacto são utilizados para diferenciar a dermatite de contacto irritante da dermatite de contacto alérgica (reacções de hipersensibilidade de tipo IV). O teste é normalmente lido aos 2 e 3 dias para identificar reacções de hipersensibilidade de tipo IV, que normalmente atingem o pico de intensidade 48 a 72 horas após a exposição. A dermatite de contacto irritante pode ser distinguida da dermatite de contacto alérgica pelo momento do início e pela duração da reação cutânea.[75]

<u>Teste cutâneo de picada</u>

É uma forma rápida e pouco dispendiosa de rastreio e diagnóstico da alergia ao látex de borracha natural de tipo I. Para um teste de punção cutânea (SPT), é colocada na pele uma gota de extrato de látex diluído em soro fisiológico e a pele é picada suavemente com uma agulha. Se um indivíduo for sensibilizado, desenvolver-se-á uma reação de pápula e erupção cutânea em 15-20 minutos. A reação é classificada de acordo com o diâmetro da vermelhidão e do inchaço no local do teste. A vantagem do teste cutâneo por picada é a sua disponibilidade, baixo custo, resultados rápidos e sensibilidade. O teste deve ser efectuado por especialistas com conhecimentos sobre a técnica de teste e a interpretação dos resultados. Deve estar disponível equipamento de reanimação de emergência, medicamentos de emergência e pessoal para tratar qualquer possível reação adversa. O TSC pode ser inadequado para doentes pediátricos com fobia a agulhas, para doentes que estejam a receber medicamentos específicos que possam interferir com o teste (por exemplo, terapia imunossupressora) e para doentes com dermatite grave.[75]

<u>Utilização de testes ou teste de inalação pulmonar</u>
Os testes de utilização de luvas de látex ou os testes de inalação pulmonar têm sido sugeridos como passo decisivo para determinar se existe uma alergia ao látex de borracha natural clinicamente relevante. O teste é difícil de padronizar, mas é um método de diagnóstico sensível e útil[77].

<u>Imunoensaios in vitro</u>
São seguros, sensíveis e específicos, mas mais caros e não tão facilmente disponíveis como os testes cutâneos por picada. Os testes in vitro são efectuados numa amostra de sangue e têm a vantagem de não expor o indivíduo ao alergénio. Um teste positivo indica sensibilidade à proteína do látex, mas não significa que o indivíduo irá necessariamente ter uma reação clínica ao látex.[75]

5.2.1.4. <u>PROTOCOLOS DE AVALIAÇÃO E GESTÃO DOS DOENTES E DO PESSOAL</u>

Tanto os doentes como o pessoal, especialmente os que se encontram em situação de risco, que testam positivo para a alergia ao látex ou que demonstram reacções alérgicas, devem saber quais os artigos a evitar, devem estar cientes das alternativas aos produtos que contêm látex e devem saber como gerir as reacções alérgicas, incluindo a gestão de emergência da anafilaxia.[75]

Os antecedentes médicos e a história do doente traçaram o perfil de um indivíduo com risco de reacções a produtos de látex de borracha natural. Estes indicadores devem ser sinais de aviso para a equipa de tratamento dentário para tomar precauções para evitar mais danos ao paciente.[77]

Todos os doentes que afirmam ter sensibilidade ao látex devem ser tratados com seriedade. Devem ser utilizadas luvas que não sejam de látex (vinil, neopreno, neolon, nitrilo ou polímero) e pode ser criada uma barragem alternativa a partir de uma folha de vinil ou de uma luva de vinil.[76]

As luvas sintéticas são as únicas luvas adequadas para quem tem alergia ao látex ou para quem está a tratar um doente com alergia ao látex. Em ambientes de alto risco, pode ser considerado um ambiente sem látex.[78]

Um ambiente seguro para o látex é aquele em que o pessoal não utiliza luvas de látex e em que são utilizados materiais sem látex em vez de materiais com látex durante a prestação de cuidados ao doente (Tabela 5.6).[74]

Foi administrada anestesia regional e o dente foi isolado com um dique de borracha sem látex (Hygienic Corp., Akron, OH). O acesso foi obtido através de uma coroa de porcelana e foram efectuados procedimentos de limpeza e modelação de rotina para preparar os canais para obturação. Foi então colocada uma restauração provisória e o paciente voltou a ser consultado.[76]

Product	Alternative
Latex gloves	Vinyl/Nitrile/Silicone gloves
Rubber dams	Non-latex (Polyvinyl Chloride) dams
Latex bite blocks	Metallic/Silicone mouth props
Rubber file stops	Wax file stops
Injectable ampules (rubber plungers in syringe)	Injectable vials
Orthodontic elastics used for oral fixation	Sterile wire to secure arch bars
Polishing cups	Non-latex toothbrushes
Rubber mixing cups	Silicone mixing cups
Penrose latex surgical drains	Silicone/Polyvinyl Chloride surgical drains
Containers with rubber droppers	Containers without rubber droppers
Instrument bands, impression material, polishing wheels	Non-latex alternatives from dental manufacturers

Tabela 5.6: Exemplos de produtos de látex utilizados no consultório dentário e alternativas.

O conhecimento dos sinais e sintomas e dos protocolos de gestão das reacções alérgicas é essencial. O tratamento das reacções ao látex baseia-se na gravidade e, por vezes, é necessária uma intervenção médica adicional. Em todos os casos, o primeiro passo é a remoção do alergénio.[77]

A dermatite de contacto e a alergia de tipo IV podem ser tratadas com corticosteróides tópicos. As reacções de tipo ligeiro sem dificuldade respiratória podem ser tratadas com esteróides tópicos e anti-histamínicos (50 mg de difenidramina, 4 vezes por dia até o inchaço desaparecer). A hipersensibilidade grave de tipo I com dificuldade respiratória, inchaço da língua, laringe ou faringe e anafilaxia requer a avaliação dos ABC (vias aéreas, respiração e circulação) e a ativação dos serviços de emergência médica. Os medicamentos necessários para o tratamento de uma reação anafilática devem estar prontamente disponíveis para os doentes de alto risco. Neste caso, são utilizados carrinhos de reanimação sem látex para administrar oxigénio de alto fluxo e administrar doses intramusculares ou subcutâneas de 0,3-0,5 ml de epinefrina 1:1000 (0,1 ml/kg de 5 em 5 minutos nas crianças). Os sinais vitais e o ABC devem ser continuamente verificados. Após a estabilização, devem ser prescritos anti-histamínicos, como a difenidramina, e corticosteróides.[78]

5.2.1.6. <u>TERAPIA E PREVENÇÃO</u>

Atualmente, não existe cura para a alergia ao látex. Evitar e substituir o látex a nível pessoal ou ambiental é a abordagem mais eficaz em contextos médicos, dentários e profissionais. No entanto, é praticamente impossível evitar completamente a alergia ao látex, especialmente em contextos médicos, devido à abundância de produtos que contêm látex de borracha natural, pelo que o objetivo realista deve ser minimizar a exposição ao látex.[78]

<u>Evasão pessoal</u>

Os indivíduos não sensibilizados pertencentes a grupos de alto risco devem utilizar luvas de látex de borracha natural sem látex ou com baixo teor de alergénios e evitar, tanto quanto possível, qualquer outro contacto com dispositivos de látex de borracha natural. Os cremes ou loções para as mãos à base de óleo não devem ser utilizados durante a utilização de luvas de látex, uma vez que podem causar a deterioração das luvas. Depois de retirar as luvas de látex, as mãos devem ser lavadas com um sabão suave e secas cuidadosamente. O tratamento do eczema das mãos concomitante é importante para reduzir o risco de sensibilização ao látex. É essencial ter o cuidado de evitar o contacto das luvas de látex com outras áreas do corpo, como os olhos ou o rosto. Os doentes devem ter uma lista de produtos substitutos seguros do látex para as tarefas hospitalares e domésticas, frutos que reagem de forma cruzada e fontes ocultas de látex de borracha natural

exposição.[72]

<u>Prevenção ambiental</u>

A melhor forma de prevenir a alergia ao látex de borracha natural é alterar o processo de fabrico de forma a minimizar os alergénios proteicos nos dispositivos de látex de borracha natural. Regulamentos da FDA. Em 1991, a FDA exigiu que todos os fabricantes de látex efectuassem um procedimento de lavagem em duas fases. O primeiro é efectuado durante uma fase do processo de produção denominada lixiviação, e o segundo após o produto estar acabado. Este procedimento tinha como objetivo remover muitas das proteínas alergénicas do látex de borracha natural presentes nos produtos de látex. Em setembro de 1997, a Food and Drug Administration (FDA) dos EUA exigiu que todos os dispositivos médicos de látex fossem rotulados como tal e que incluíssem uma advertência de que o látex pode causar reacções alérgicas. A Food and Drug Administration (FDA) também proibiu as alegações hipoalergénicas em dispositivos médicos. A Food and Drug Administration (FDA) também desenvolveu novas orientações para os fabricantes de borracha que recomendam a utilização de níveis reduzidos de produtos químicos sensibilizantes e aditivos químicos para a borracha (tiazóis, tiurames, carbamatos) nas luvas fabricadas. Estes esforços combinados melhoraram certamente a qualidade dos dispositivos médicos de látex, particularmente as luvas médicas, no mercado e diminuíram as reacções alérgicas clinicamente significativas ao látex.[72]

Para garantir uma prática segura, os profissionais de saúde têm de compreender a origem das alergias ao látex e têm de seguir diretrizes precisas quando cuidam de doentes alérgicos. A educação de todos os profissionais de saúde, da comunidade, dos doentes e das suas famílias sobre esta alergia é importante para facilitar a consciencialização, o reconhecimento de respostas alérgicas e para fornecer o tratamento adequado.[76]

5.2.2. <u>REACÇÕES ALÉRGICAS A MATERIAIS UTILIZADOS NA TERAPIA ENDODÔNTICA.</u>

A prática endodôntica inclui a terapia cirúrgica e medicamentosa de tecidos inflamados e/ou infectados através de um orifício dentário estreito e com fugas que, eventualmente, tem de ser hermeticamente fechado em todas as direcções. Condições terapêuticas desta natureza requerem a utilização de uma série de remédios e biomateriais com diferentes graus de contacto temporário ou permanente com os tecidos moles, tais como equipamento de barreira, diques e luvas, desinfectantes para a parte externa do dente e para a área adjacente, fluidos de lavagem, limpeza e desinfeção para os canais radiculares, pastas antibacterianas temporárias e materiais de obturação temporários, selantes permanentes e materiais de núcleo, materiais de obturação apical, materiais de restauração permanentes e antibióticos (Tabela 5.7)[79]

As reacções alérgicas dependem da disposição genética do indivíduo e da exposição prévia ao alergénio (sensibilização). As reacções alérgicas requerem o contacto com células do tecido hospedeiro fora da dentina mineralizada, capazes de suplementar os haptenos com proteínas específicas e de fornecer transporte para órgãos imunocompetentes. O contacto direto com os tecidos moles limita-se ao ápice do dente ou aos canais radiculares acessórios, o que impõe limitações quantitativas rigorosas, embora a obturação retrógrada ou o sobrepreenchimento apical aumentem consideravelmente a área de contacto. No entanto, a estrutura anatómica na região apical apresenta variações acentuadas, tais como túbulos primários irregulares e canais radiculares acessórios, representando um desafio durante a terapia endodôntica, bem como aumentando a possibilidade de exposição dos tecidos moles a potenciais alergénios.[79]

Experiências in vitro mostraram que os túbulos dentinários são vias de transporte de líquidos, sendo que um cimento radicular acelular intacto e bem mineralizado provavelmente representa uma barreira importante in vivo. O cimento celular e menos mineralizado localizado nesta parte do dente provavelmente não representa uma barreira.[79]

AREA OF APPLICATION	CHEMICAL GROUP	ALLERGENIC POTENTIAL
Barrier Equipment	Natural Rubber Latex, Rubber Dam	+
Anaesthetic Solution	Local Anaesthetic Agents	+
Root Canal Irrigants And Medicaments	Sodium Hypochlorite, Chlorhexidine, Calcium Hydroxide	+
Core Material	Silver Point, Gutta Percha	+
Sealer	Zinc oxide eugenol, epoxy resin-based sealer, resin based sealer.	+
Apical filling material	MTA, Super EBA, Zinc oxide eugenol, GIC	+

Tabela 5.7: Alguns materiais e remédios actuais em endodontia e o seu potencial alergénico.

5.2.2.1. <u>EQUIPAMENTO DE BARREIRA</u>

A boa prática endodôntica exige requisitos rigorosos de isolamento e desinfeção do ambiente de trabalho oral. O látex de borracha natural em diques ou luvas contém alergénios de diferentes tipos.[79]

Os tipos de reacções associadas às luvas, ao dique de borracha ou a outros produtos de látex são reacções não alergénicas ou irritantes, reacções de hipersensibilidade retardada ou do tipo IV e respostas imediatas mediadas por IgE do tipo I.[79]

Os sintomas clínicos da alergia ao látex da borracha natural dependem da suscetibilidade individual ao alergénio, do modo e da via de exposição e do tipo e quantidade de proteína alergénica biodisponível. A urticária de contacto apresenta-se como um espetro de manifestações cutâneas (prurido, ardor, eritema, edema) que começam geralmente 15 minutos após a exposição e desaparecem sem tratamento dentro de uma a duas horas.[72]

As reacções alérgicas a vários frutos e alimentos parecem ocorrer com uma frequência e gravidade invulgares em doentes com alergia ao látex. Pelo menos metade dos doentes alérgicos ao látex têm sensibilidade a frutos/alimentos e até metade destes doentes apresentam reacções graves aos alimentos. Foram documentadas reacções a vários alimentos derivados de plantas de origens filogeneticamente diferentes, tais como abacate, castanha, banana e kiwi, os quatro alergénios mais frequentemente associados, papaia, noz, melão, pêssego, ameixa, aipo, cenoura, maçã, pera, manga, alperces, uvas, maracujá, ananás, citrinos, figo, trigo, cevada, avelã, batata, tomate, alface e espinafres.[72]

Assim, os profissionais de medicina dentária devem ter em conta as seguintes precauções ao tratar pacientes com reacções alérgicas [75]

Deve ser registada uma história médica e dentária completa com perguntas específicas sobre alergias, alergia ao látex e experiência anterior com alergias. O dentista deve estar ciente da síndrome do látex-fruta e ser cauteloso ao tratar um paciente que relata alergia a frutas. Os doentes com alergia alimentar podem apresentar uma variedade de manifestações, incluindo prurido oral, prurido generalizado, urticária, angioedema, laringoespasmo, náuseas, vómitos, pirose e dispneia após a ingestão de alimentos com reação cruzada com o látex. Uma vez que a manifestação inicial da alergia alimentar pode ser a anafilaxia, os doentes devem ser informados sobre o risco de alergia alimentar e instruídos para transportar uma seringa de epinefrina pessoal.[78]

No caso de uma história positiva de alergia ao látex ou no caso de doentes de alto risco, é necessário um diagnóstico definitivo com testes in vitro, como testes serológicos, ou com testes in vivo mais fiáveis, como um teste de picada na pele, um teste de utilização ou um teste de adesivo.[72]

O dentista deve entrar em contacto com o médico do doente, informando-o sobre o procedimento a seguir e consultar sobre a necessidade de qualquer pré-medicação com corticosteróides. O kit de primeiros socorros deve ser verificado rotineiramente para garantir que está equipado com epinefrina e corticosteróides para injeção intravenosa ou subcutânea , bem como uma máscara de oxigénio, caso sejam necessários.[75]

Tem de ser criado um ambiente sem látex para tratar esse doente. O doente deve ser o primeiro do dia para evitar a entrada prévia de qualquer pessoa portadora de alergénios de látex na sala de tratamento.[79]

Devem ser utilizadas luvas que não sejam de látex. Estão disponíveis no mercado luvas de materiais sintéticos, tais como nitrilo e estireno etileno butadieno estireno (SEBS). Verificou-se que o pó de amido de milho utilizado nas luvas cirúrgicas de látex forma um complexo com as proteínas do látex, que é gradualmente aerossolizado. O complexo é mantido como um reservatório em superfícies, mãos não lavadas e roupas, e pior ainda, é transportado ao manusear produtos que não são de látex, sensibilizando o paciente.[73]

Para o isolamento dos dentes, é necessário utilizar materiais alternativos ao dique de borracha. Foram propostos diques de polietileno ou de policloreto de vinilo. Caso estes não estejam disponíveis, pode ser utilizado um separador de celulose por baixo do dique de borracha para evitar o seu contacto com a mucosa.

O médico deve evitar qualquer produto com um teor questionável de látex durante o tratamento de um doente deste tipo. Como precaução, a FDA está agora a exigir a rotulagem de todos os dispositivos médicos, incluindo as embalagens dos dispositivos que contêm látex de borracha natural.[80]

A rotulagem enganosa de "hipoalergénico" que pode ser encontrada em muitos produtos de borracha natural refere-se à sensibilidade a níveis residuais de químicos processados que esses produtos podem provocar. É, por isso, essencial evitá-los e certificar-se de que são utilizados produtos que não sejam de látex.[81]

Os instrumentos endodônticos devem ser utilizados sem rolhas de borracha. Como alternativa, pode utilizar-se tinta indelével ou cera para marcar o comprimento de trabalho.[82]

No que diz respeito à seleção do material obturador, uma vez que a guta-percha é o único material amplamente aceitável, devem ser tomados cuidados especiais para evitar a sua extrusão para os tecidos periapicais, de modo a prevenir qualquer possível reação alérgica[80].

A prática diária da endodontia precisa ser readaptada e alternativas aos produtos rotineiramente utilizados devem ser incorporadas ao consultório odontológico para tratar com segurança os pacientes com alergia ao látex. É responsabilidade do dentista estar ciente da prevalência da alergia à borracha natural e ser capaz de realizar a terapia endodôntica sem colocar em risco a vida do paciente.[80]

5.2.2.2. <u>SOLUÇÕES ANESTÉSICAS</u>

A anestesia é definida como "a perda de sensibilidade ou sensação como resultado de um agente anestésico para permitir procedimentos de diagnóstico e tratamento"

Os dentistas utilizam injecções de anestesia local (AL) todos os dias, com relatos pouco frequentes de complicações graves. No entanto, a administração de anestesia local pode resultar em complicações, que vão desde um ligeiro desconforto para o doente até resultados catastróficos e mesmo a morte. Além disso, os doentes que têm medo de tratamentos dentários são susceptíveis de apresentar reacções psicogénicas à administração de anestesia local.[82]

A anestesia local desempenha um papel importante na medicina dentária. Por exemplo, a extração do terceiro molar inferior é impossível sem o bloqueio do nervo alveolar inferior, enquanto a infiltração local ou a anestesia intra-pulpar é obrigatória durante os tratamentos de canal radicular para reduzir a dor e permitir a continuação do tratamento[83].

Muitos doentes com história de reacções adversas à anestesia local têm a impressão de serem alérgicos ao anestésico local.[84]

A anamnese e a avaliação completa do historial médico são obrigatórias antes de considerar a cirurgia endodôntica. Mais de 45% dos pacientes dentários terão uma ou mais doenças concomitantes na sua história clínica e cerca de 20% de todos os pacientes sofrerão de doenças cardiovasculares ou alergias, sendo que nos pacientes idosos os números são ainda mais elevados. As reacções alérgicas têm de ser bem diferenciadas das reacções psicogénicas, uma vez que as reacções psicogénicas podem muitas vezes imitar reacções alérgicas com os mesmos sintomas cardiovasculares, como taquicardia e hipotensão, bem como náuseas, tonturas, suores ou hiperventilação concomitantes.[84]

Os acidentes alérgicos à própria anestesia local são pouco frequentes e a incidência de alergia verdadeira aos anestésicos locais é rara, sendo necessário considerar outros ingredientes nas preparações de anestesia local, como conservantes ou contaminantes do látex.[84]

A maioria das reacções alérgicas após a utilização de anestesia local pode ser devida a substâncias utilizadas como conservantes, como o metilparabeno, em preparações comerciais de anestésicos locais ésteres e amidas. Os conservantes são estruturalmente semelhantes ao ácido amino-benzoico,

o metabolito comum da classe dos ésteres e um alergénio potencial conhecido. Assim, a maioria dos casos de alergia envolve agentes da classe dos ésteres.[82]

As alergias têm sido predominantemente comunicadas a soluções anestésicas locais do tipo éster. A hidrólise dos AL do tipo éster pela colinesterase provoca a libertação de ácido paraaminobenzóico (PABA), que é um alergénio conhecido[81].

As soluções contêm normalmente 0,1% de metilparabeno e a concentração efectiva é baixa (0,1-0,3%). O metilparabeno é metabolizado em ácido para-aminobenzóico (PABA), que é uma substância altamente antigénica e é muito provavelmente uma fonte de reacções alérgicas. Um dos parabenos mais utilizados, o metilparabeno, tem sido associado a uma sensibilidade mediada por células T, com erupção maculopapular urticariforme[81].

As reacções aos agentes anestésicos locais podem ser classificadas como alérgicas, tóxicas e autonómicas. As pessoas submetidas a tratamentos dentários apresentam frequentemente algum grau de resposta autonómica às injecções de AL, como taquicardia, sudação e, ocasionalmente, síncope.[83]

Sabe-se que as reacções alérgicas aos anestésicos locais envolvem dois tipos de reacções: reacções do tipo I mediadas por imunoglobulina E (IgE) e reacções do tipo IV mediadas por células T. Entretanto, as reacções tardias do tipo IV são causadas principalmente por anestésicos tópicos e caracterizam-se por edema localizado (Figura 5.7).[83]

As complicações sistémicas graves após o AL são possíveis broncospasmo, convulsões e choque anafilático. Existem relativamente menos contra-indicações para o uso de LA quando este é usado com vasoconstritores, tais como angina instável, enfarte do miocárdio recente, arritmia coronária recente, hipertensão grave não controlada, insuficiência cardíaca, hipertiroidismo não controlado, diabetes não controlada, tirotoxicose, asma cortico-dependente e feocromocitoma. Podem ocorrer complicações sistémicas devido a dosagem excessiva, absorção rápida ou injeção intravascular inadvertida.[81]

As reacções sistémicas e alérgicas aos anestésicos locais - tais como taquicardia, hipotensão e sensações subjectivas de fraqueza, calor ou vertigens - são comuns e devem-se sobretudo às suas propriedades farmacológicas e combinações de fármacos ou a uma origem psicogénica.[79]

O doente recebeu uma injeção de lidocaína contendo epinefrina para tratamento do canal radicular ou outro procedimento e, cerca de 30 minutos depois, surgiram sintomas de tonturas e urticária sistémica. Foi determinado que o paciente era hipersensível à lidocaína.[82]

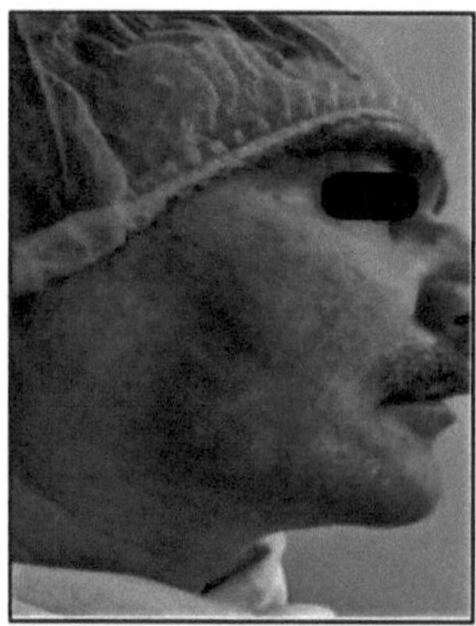

Fig.5.7: Observa-se um inchaço difuso no lado direito da face associado a eritema envolvendo a bochecha direita, o queixo e a região do pescoço.

O teste cutâneo por picada é o método mais universalmente aceite para o diagnóstico de alergias. Quando os resultados do teste cutâneo por picada são negativos, é efectuado um teste intradérmico. Os testes intradérmicos são efectuados começando com a concentração mais baixa do potencial alergénio e aumentando gradualmente a sua concentração. Entretanto, os testes de provocação com fármacos são efectuados apenas nos casos em que o doente tem um historial de alergias (Figura 5.8).[83]

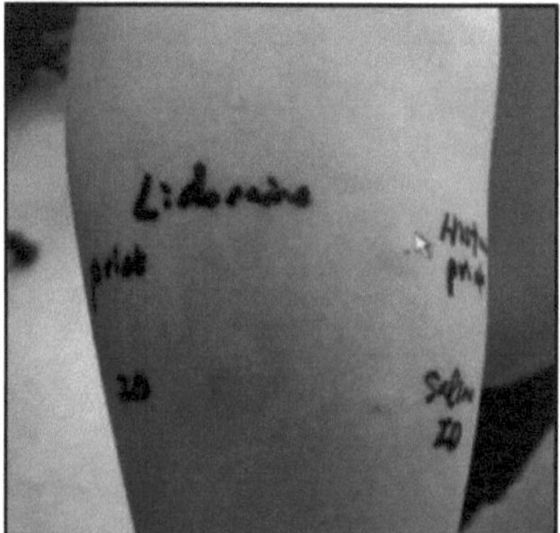

Fig.5.8: Teste cutâneo de puntura - reação cutânea positiva à lidocaína.

As verdadeiras reacções alérgicas ao AL são eventos adversos raros com resultados inesperados, mas uma terapia eficaz pode salvar a vida de um doente. Se ocorrer uma reação alérgica provável, o dentista deve avaliar os eventos que levaram à reação e elaborar um plano de tratamento.[83]

5.2.2.3. <u>IRRIGAÇÃO DO CANAL RADICULAR</u>

A irrigação do canal radicular desempenha um papel importante no desbridamento e desinfeção do sistema de canais radiculares e é parte integrante dos procedimentos de preparação do canal radicular[84].

A remoção de bactérias do sistema de canais radiculares durante a moldagem e limpeza é o fator chave para o sucesso da terapia endodôntica. A preparação mecânica deve ser apoiada por uma solução de irrigação antibacteriana quimicamente ativa.[85]

A terapia endodôntica é um procedimento clínico praticado rotineiramente com poucas complicações relatadas, mas, como um agente branqueador, o derramamento inadvertido da solução de irrigação para além do sistema de canais radiculares pode resultar em danos extensos nos tecidos moles ou nervos, e até mesmo no comprometimento das vias respiratórias[86].

Quando o hipoclorito de sódio é extrudido para além do canal radicular para os tecidos peri-radiculares, o efeito é o de uma queimadura química que conduz a uma necrose tecidular localizada ou extensa. Desenvolve-se uma reação inflamatória aguda grave dos tecidos. Isto leva a um rápido inchaço dos tecidos, tanto intra-oralmente, na mucosa circundante, como extra-oralmente, na pele e nos tecidos subcutâneos (fig. 5.9). O inchaço pode ser edematoso e hemorrágico. O aparecimento súbito de dor é uma caraterística do dano tecidular[85].

Há poucos casos relatados na literatura sobre alteração da sensibilidade nervosa pós-operatória e complicações oculares decorrentes do uso de hipoclorito de sódio em endodontia. Poucos pacientes relataram parestesia permanente e desfiguração facial. A hemorragia associada nos tecidos intersticiais resulta em hematomas e equimoses da mucosa circundante e da pele facial e pode incluir a formação de um hematoma (Figura 5.10).[85]

A maioria das extrusões de hipoclorito de sódio para a área periapical é atribuída à determinação incorrecta do comprimento de trabalho, ao alargamento excessivo do forame apical, à agulha presa no interior do canal radicular. [83]

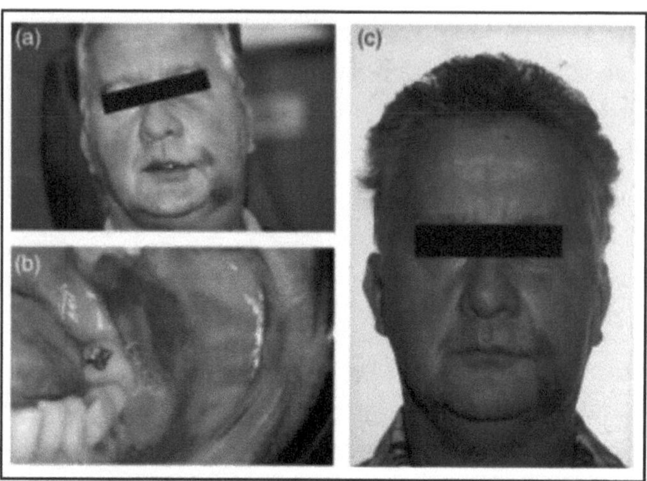

Fig.5.9: Inchaço e equimose extra-oral após extrusão inadvertida de hipoclorito de sódio (3%) através do forame apical de um canino maxilar esquerdo. (b) Grande equimose intra-oral que se estende à bochecha esquerda. (c) Quatro semanas mais tarde, o inchaço e a equimose tinham desaparecido e o tratamento do canal radicular pôde ser concluído.

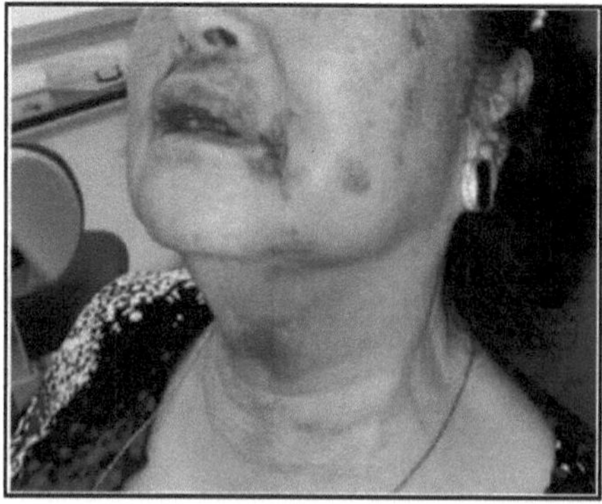

Fig. 5.10: Durante o procedimento, ocorreu uma perfuração e o hipoclorito de sódio foi extrudido através da área da perfuração, causando hematoma, inchaço e dor imediatos.

Prevenção - Utilizar radiografias pré-operatórias e tomografia computorizada de feixe cónico para avaliar a anatomia do canal radicular e a proximidade da raiz a estruturas vitais, como o nervo alveolar inferior, o forame mental ou o seio maxilar. utilizar agulhas de irrigação com abertura lateral. Irrigar pelo menos 2 mm aquém do comprimento de trabalho. Não entalar a ponta da agulha no canal. Utilizar movimentos constantes e suaves de entrada e saída da agulha durante a irrigação.[87]

Gestão de um acidente de extrusão de hipoclorito de sódio - Irrigue imediatamente o canal com soro fisiológico normal para diluir o hipoclorito de sódio. Permitir que a hemorragia ocorra através dos canais. Aconselhar os doentes a utilizar compressão fria durante as primeiras 24 horas (15 minutos de cada vez) para minimizar o inchaço. Recomendar compressão quente após 24 horas (15 minutos de cada vez) durante 24 horas. Prescrever analgésicos durante sete dias (se não houver contraindicação médica). Prescrever cobertura antibiótica para prevenir infecções secundárias, bem como terapêutica com esteróides. Tranquilizar o doente e fornecer-lhe instruções verbais e escritas sobre os cuidados a ter em casa. Monitorizar o doente diariamente. Se necessário, encaminhar o doente para um cirurgião oral ou para um serviço de urgência. Documentar cuidadosamente o evento, a sua gestão e as instruções ao paciente no registo do paciente.[87]

A clorexidina, uma biguanida catiónica sintética habitualmente utilizada como desinfetante, é administrada sob a forma de sal de gluconato e apresenta caraterísticas antibacterianas, antifúngicas e antivirais eficazes. Mantém um intervalo de pH de 5-8. Em concentrações mais baixas, funciona como um agente bacteriostático, enquanto que em concentrações mais elevadas, actua como um agente bactericida.[88]

Embora a sensibilidade à Clorexidina seja pouco frequente, a dermatite de contacto é uma reação adversa frequente à Clorexidina. Os potenciais efeitos secundários incluem gengivite descamativa, descoloração dos dentes e da língua, ou disgeusia (alteração do paladar). A exposição à conjuntiva pode resultar em danos duradouros e o contacto inadvertido com o tímpano pode levar a ototoxicidade.[88]

As reacções alérgicas imediatas (também conhecidas como reacções do tipo 1 ou mediadas por IgE) são as reacções adversas mais graves à clorexidina. Nas pessoas com alergia imediata à clorexidina, o contacto com a clorexidina resulta na ativação de células imunitárias e na libertação de histamina no tecido. Isto pode resultar numa variedade de sintomas, incluindo comichão, urticária e angioedema (inchaço).[75]

As reacções alérgicas graves (anafilaxia) podem resultar em dificuldade respiratória, tonturas, queda da pressão arterial e colapso. A anafilaxia ocorre tipicamente quando a clorexidina entra em contacto com superfícies internas (mucosas) ou tecidos mais profundos do corpo, através de uma abertura da pele durante o procedimento.[76]

A clorexidina não tem a capacidade de dissolver tecido vital ou necrótico. Em experiências laboratoriais, foi demonstrado que a Clorexidina é altamente citotóxica para as células do ligamento periodontal humano (PDL) e fibroblastos humanos através da inibição da síntese proteica.[85]

O hidróxido de cálcio, um conhecido medicamento para os canais radiculares, é frequentemente aplicado como penso temporário antes da colocação de uma obturação definitiva do canal radicular. A terapia do canal radicular utiliza frequentemente pasta de CaOH2 não fixante numa técnica de seringa de pressão. resultados adversos se o tratamento endodôntico envolver a extrusão de hidróxido de cálcio a uma pressão elevada. Alterações degenerativas, reacções inflamatórias graves e necrose podem ser causadas pela pasta de hidróxido de cálcio. Como resultado do seu pH de cerca de 12, solubilidade muito baixa à temperatura corporal e presença persistente e prolongada no tecido, não é considerado biocompatível.[89]

Prevenção - Avaliar radiografias e imagens de feixe cónico para identificar se os dentes estão próximos do nervo alveolar inferior ou dos seios nasais. Ter especial cuidado para evitar o alargamento excessivo dos ápices dos dentes pré-molares e molares inferiores, o que pode contribuir para a extrusão de materiais. Considerar a utilização de uma espiral de Lentulo como uma alternativa mais segura à aplicação com agulha de seringa.[87]

Certifique-se de que a agulha não fica presa no canal durante a injeção. Utilize uma velocidade de injeção lenta e um movimento constante para fora do canal à medida que o material é injetado. Efectue radiografias periapicais pós-operatórias adequadas para verificar se existe alguma extrusão de materiais de penso ou de enchimento para o canal alveolar inferior, à volta do forame mental ou perto de outras estruturas vitais.[87]

Os antimicrobianos clássicos, como os fenóis canforados, o formocresol e a cresatina, são substâncias alergénicas, juntamente com o formaldeído, mas são agora substituídos pelo composto de amónio quaternário cloreto de benzalcónio ou cloramina. Estes compostos são sensibilizadores raros, embora a cloramina, um sensibilizador moderado, possa produzir reacções de contacto imediatas.[83]

5.2.2.4. <u>**MATERIAIS DE BASE**</u>

Os materiais do núcleo existem para preencher a maior parte do espaço do canal radicular e actuam como um tampão para evitar qualquer fuga ou entrada de material estranho[90].

Os materiais de obturação dos canais radiculares podem causar uma reação alérgica e constituir um risco grave para a saúde. Pode provocar dores fortes no maxilar, inchaço da boca ou do lábio, erupções cutâneas e até dificuldade em respirar. Os médicos encontram frequentemente dentes tratados endodonticamente que contêm pontos de prata nas suas raízes. Se o tratamento endodôntico estiver a falhar, surge a necessidade de remover esta obstrução metálica para facilitar o sucesso do retratamento não cirúrgico. [91]

As pontas de prata corroem na presença de fluidos tecidulares e de determinados produtos químicos utilizados durante o tratamento endodôntico, incluindo hipoclorito de sódio e alguns selantes . Os subprodutos da corrosão, como o sulfureto de prata, o sulfato de prata, o carbonato de prata e o hidrato de amina de prata, podem causar manchas na estrutura dentária. [92]

A guta-percha é uma das obturações mais comuns utilizadas atualmente nos canais radiculares. A guta-percha é uma forma purificada de árvores de madeira de Mazer misturada com óxido de zinco e outros materiais para fazer uma substância borrachosa que é utilizada para preencher as raízes do dente. A guttapercha é selada nas raízes com um selante.[93]

Normalmente, envolve a utilização de eugenol e óxido de zinco. O objetivo da selagem do dente é impedir a entrada de bactérias. A guta-percha está quimicamente relacionada com o látex, pelo que as pessoas que apresentam reacções alérgicas ao látex também apresentam algum tipo de sensibilidade cruzada à guta-percha. As alergias ao látex são normalmente imediatas e caracterizadas por comichão, urticária ou mesmo anafilaxia (Tabela 5.6).[76]

As dermatites alérgicas de contacto devidas ao látex de borracha natural em diques ou luvas são observadas em doentes endodônticos. indicam reacções alérgicas do tipo I após o tratamento de doentes hipersensíveis ao látex de borracha natural utilizando a técnica de guta-percha/clorofórmio. O desconforto persistente e os sintomas urticariformes exigiram a remoção das obturações radiculares, após o que os sintomas desapareceram. Os testes cutâneos mostraram uma reação extremamente irritante à guta-percha dissolvida em clorofórmio.[76]

Em resumo, embora a guta-percha não seja considerada um risco na prática endodôntica, é aconselhável estar ciente da maior possibilidade de reacções alérgicas a materiais e remédios entre pacientes com alergias múltiplas, incluindo a alergia ao látex da borracha natural.[79]

Systemic toxicity	• No systemic toxicity is reported for any of the obturating materials.
Local toxicity	• Silver points used earlier as obturating materials are no longer used due to their corrosion potential. • Gutta-percha is only slightly cytotoxic in cell cultures. Exceeding the recommended temperatures while using thermoplasticized gutta-percha techniques can result in damage to periodontal tissues. • Resilon points as well as the sealer used with Resilon are cytotoxic, probably due to the presence of hydroxyethyl methacrylate (HEMA). • Mineral trioxide aggregate (**MTA**) is one of the **least cytotoxic** of all dental materials. The cytotoxicity is similar to the chemically inert titanium alloy. Periodontal ligament (PDL) fibroblasts show enhanced proliferation on MTA when compared with gingival fibroblasts. MTA also has an osteogenic potential.
Allergic reaction	• Allergy to gutta-percha is very rare. Some manufacturers use **Balata**, a dried juice of Brazilian trees, to make gutta-percha points. Balata is known to cause **cross-reactivity** with **latex**. • Proteins present in gutta-percha are removed by a purification process. Use of impure forms of gutta-percha may result in an allergic reaction in individuals sensitive to latex.
Other reactions	No mutagenic or carcinogenic effect is reported with obturating materials.

Tabela 5.6: Mostrando a toxicidade relacionada com os materiais do núcleo.

5.2.2.5. <u>SELANTES DE CANAIS RADICULARES</u>

A obturação dos canais radiculares, comummente designada por obturação, é um passo crítico no sucesso do tratamento do canal radicular (TRD). Uma obturação bem sucedida elimina a fuga de contaminantes para o canal, tais como saliva, bactérias e fluido do tecido periapical, e aprisiona quaisquer microrganismos residuais no espaço do canal[91].

Na medicina dentária, tanto os doentes como o pessoal estão expostos a uma variedade de materiais. Os componentes dos selantes também têm sido implicados em dermatites de contacto no pessoal dentário[92].

A maioria dos selantes é tóxica antes da presa, pelo que se deve ter cuidado para evitar a extrusão de selantes para os tecidos periapicais. Se o selante for extrudido no espaço do canal mandibular, pode causar problemas que variam de reacções inflamatórias ligeiras a danos neurotóxicos graves. Os sintomas clínicos são distúrbios sensoriais incapacitantes, como dor, parestesia e anestesia (Tabela 5.7). Os selantes induzem diferentes níveis de inflamação periapical; no entanto, este efeito é normalmente transitório e não interfere com a cicatrização dos tecidos. Os selantes são parcialmente reabsorvidos após exposição aos fluidos teciduais. O material do núcleo deve ocupar quase todo o canal, e os selantes devem ser aplicados apenas em pequenas quantidades[88].

Selantes à base de óxido de zinco eugenol (ZOE) - Estes selantes são os mais utilizados na endodontia clínica. As propriedades notáveis dos cimentos ZOE incluem a absorção se forem extrudidos para os tecidos circundantes e efeitos anti-inflamatórios e antimicrobianos.[93]

Alguns destes selantes à base de óxido de zinco contêm alguns medicamentos como o paraformaldeído, corticosteróides e metais pesados.[94]

1. O paraformaldeído é altamente irritante e destrutivo para os tecidos periapicais.

2. Corticosteróides - são adicionados numa tentativa de evitar complicações pós-operatórias graves. Suprimem os sintomas clínicos e podem ser perigosos.

3. O óxido de chumbo e outros metais pesados são utilizados para aumentar a radiopacidade do selante. A inclusão de iões de metais pesados no selante é potencialmente perigosa porque estes iões são disseminados por todo o corpo.

Selantes com eugenol - O eugenol na sua forma não refinada é misturado com óxido de zinco para formar óxido de zinco eugenol. A reação de endurecimento entre o óxido de zinco e o eugenol produz eugenolato de zinco, que é altamente instável na presença de água. A superfície deste material sofre hidrólise, libertando eugenol livre, que tem sido relatado como indutor de reacções de hipersensibilidade do tipo IV, bem como de reacções anafilácticas generalizadas, podendo apresentar-se com inchaço dos lábios, da língua e das regiões periorbitais, agitação, prurido generalizado, particularmente nas mãos e nos pés, urticária e sintomas de pieira[83].

Foi introduzido por Grossman em 1936 e tinha a vantagem da sua plasticidade e tempo de presa lento devido à presença de borato de sódio anidro. Tem um bom potencial de selagem e uma pequena alteração volumétrica após o endurecimento. Os selantes N2 são de natureza antimicrobiana. Pode ser utilizado para obturação radicular e medicação anti-séptica do canal. Devido à natureza altamente tóxica do cimento de Grossman e do N2 (cimento permanente), não se recomenda a utilização destes materiais como materiais de obturação total do canal radicular. O cimento

N2 contém substâncias perigosas como formaldeído, óxido de chumbo e mercúrio orgânico em quantidades excessivas, tornando-o inseguro. Quando em contacto com fluidos, dissolve-se e liberta os seus componentes tóxicos, constituindo um risco grave.[89]

A utilização destes materiais como selantes em conjunto com um material de obturação sólido ou semi-sólido deve ser feita de forma criteriosa para evitar a extrusão de quantidades grosseiras para os tecidos periapicais durante a obturação do canal[94].

A endometasona é um vedante medicamentoso que contém medicamentos como a dexametasona, a hidrocortisona e o paraformaldeído. Quando este vedante é utilizado, pode causar dor ou desconforto pós-operatório após 6-8 semanas de inserção. Isto ocorre porque o corticosteroide mascara qualquer reação inflamatória até ser removido da área. Como o paraformaldeído não é reabsorvido, induz uma reação inflamatória e dor pós-operatória.[95]

Selantes de resina epóxida - são baseados no alergénico bisfenol A-diglicidiléter (crachá) e podem conter prata, bismuto e dióxido de titânio, mas libertam menos formaldeído do que os selantes de óxido de zinco eugenol[96].

O AH 26 é uma resina epoxídica, inicialmente utilizada para preencher completamente o canal, mas atualmente é muito utilizada como selante. Tem uma boa propriedade antibacteriana. Adere bem às paredes da dentina, uma vez que tem uma boa propriedade adesiva. Tem baixa toxicidade (primeiras 24 horas devido à libertação de formaldeído) e é bem tolerado pelo tecido periapical. Provoca dor na zona apical, acompanhada de eritema facial após tratamento endodôntico repetido e causa urticária, inchaço, erupção cutânea, corrimento nasal e edema laríngeo. Por vezes, pode ocorrer parestesia após a utilização do AH 26, devido à possível libertação de formaldeído; a recuperação parcial ocorre em 1-2 anos. A aplicação deste selante pode levar à necrose do tecido periapical, enquanto que a sua extrusão para o canal do nervo alveolar inferior resulta em danos irreversíveis no nervo e parestesia duradoura.[81]

Os cimentos resinosos são cimentos sem eugenol que proporcionam uma excelente adesão às paredes do canal. Também foi demonstrado que produzem uma reação inflamatória inicial com potencial para respostas alérgicas e mutagénicas. O objetivo da obturação do canal radicular é assegurar que quaisquer microrganismos residuais remanescentes após a limpeza e desinfeção do canal sejam completamente sepultados, prevenindo assim a proliferação futura e a subsequente reinfeção.[82]

Systemic toxicity	• There is no reported systemic toxicity with these sealers. • Paraformaldehyde-containing sealers (N2) contained heavy metals such as lead and mercury. Transport of these metals to vital organs via blood stream resulted in their discontinuation.
Local toxicity	• Zinc-oxide–eugenol–based sealers cause a moderate cytotoxic response. • Paraformaldehyde-containing zinc oxide sealers cause a severe cytotoxic response. They can irreversibly affect nerve conduction and result in paresthesia. • Resin-based sealers according to some studies showed a pronounced cytotoxic reaction in cell culture. The cytotoxicity declines as the material sets. Its cytotoxicity is less than that of paraformaldehyde-containing sealers. • Calcium-hydroxide–based sealers are less cytotoxic than zinc oxide and resin-based sealers. Some amount of neural damage has been reported with these sealers.
Allergic reaction	• Zinc-oxide–eugenol–based sealers can induce an allergic response due to the presence of eugenol. • Paraformaldehyde can also act as an allergen and can even result in an anaphylactic reaction. • Epoxy-resin–based sealers contain the epoxy monomer bisphenol A diglycidyl ether (BADGE), which is an important contact allergen.
Other reactions	• Paraformaldehyde-containing sealers have a mutagenic potential. • Unset resin-based sealers have a mutagenic potential, but set materials are nonmutagenic.

Tabela 5.7: Mostrando a toxicidade relacionada aos selantes de canais radiculares.

5.2.2.6. <u>**MATERIAL DE ENCHIMENTO APICAL**</u>

O tratamento da extremidade radicular é uma parte fundamental da cirurgia endodôntica. Envolve a ressecção da raiz, a preparação da cavidade da extremidade radicular e a obturação do canal radicular apical. Esta fase é crítica para a resolução da patose periapical, permitindo a regeneração do tecido perirradicular, incluindo a formação de um novo aparelho de inserção.[96,97]

O tratamento da extremidade radicular pode ser dividido em diferentes fases (ressecção do ápice, preparo da cavidade retrógrada e selamento apical). Em cada fase, várias complicações podem ocorrer devido a um planeamento inadequado do procedimento, técnica inapropriada ou caraterísticas anatómicas do local. O sucesso de toda a cirurgia endodôntica pode ser severamente influenciado pela ocorrência de um evento adverso durante o tratamento da extremidade radicular.[95]

A prevenção de complicações e a identificação precoce podem permitir um manejo adequado deste evento, possibilitando um procedimento bem sucedido. O conhecimento de todas as complicações possíveis e dos seus sinais clínicos e radiológicos, juntamente com a aplicação de técnicas para o seu controlo, é fundamental para realizar com sucesso um tratamento adequado do extremo da raiz

(Figura.5.11-5.12).[94]

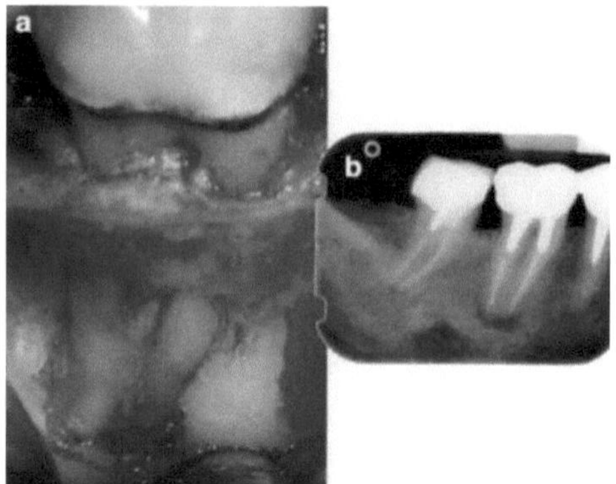

Figura 5.11: Tratamento endodôntico cirúrgico do primeiro molar inferior.

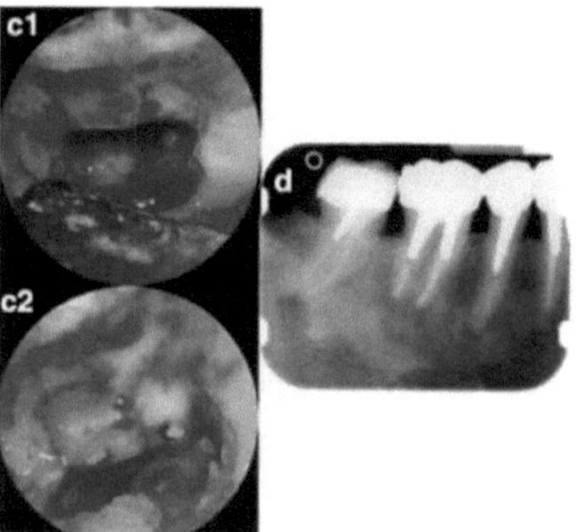

Figura 5.12: Tratamento endodôntico cirúrgico do primeiro molar inferior.

O preparo cavitário retrógrado da cavidade da extremidade radicular tem como objetivo criar as condições para uma obturação tridimensional da extremidade radicular, eliminando as vias da fonte de infeção do canal radicular para os tecidos peri-radiculares.[98]

Algumas complicações também podem ocorrer dependendo dos instrumentos utilizados para o preparo da extremidade radicular. A utilização de brocas pode estar associada a uma visualização inadequada do local. Além disso, a angulação das brocas não pode ser completamente controlada, e o alto poder abrasivo pode causar perfurações ou desvios do longo eixo do dente que não podem ser facilmente limpos e selados. A fissura dentária pode seguir-se à preparação das extremidades da raiz devido aos efeitos da instrumentação ultra-sónica nas estruturas dentárias. A obturação retrógrada é uma obturação tridimensional da porção apical preparada da raiz ressecada e é a última fase do tratamento da extremidade da raiz. O objetivo da obturação da extremidade radicular é selar o canal para evitar que as bactérias e os seus subprodutos que permanecem no canal radicular entrem no tecido periapical. Em qualquer caso, um produto tóxico é inaceitável como material de obturação radicular.[99]

São utilizados muitos materiais para selar os canais radiculares.

<u>Amálgama</u>

Utilizado maioritariamente no passado, foi considerado o material de eleição na cirurgia endodôntica tradicional. Está prontamente disponível, é barato, fácil de manipular e radiopaco. A amálgama tem vários inconvenientes, incluindo corrosão e alterações dimensionais, tatuagens de amálgama e algumas questões relativas à biocompatibilidade. Biocompatibilidade - Devido à presença de metais como o zinco e o estanho na amálgama de prata, quando utilizada como material de obturação retrógrada, provoca uma inflamação moderada a grave dos tecidos periapicais. A razão provável pode também dever-se à formação e precipitação de carbonato de zinco tóxico. Desde então, tem sido um padrão utilizar amálgama com alto teor de cobre e sem zinco para obturações de extremidades radiculares. Corrosão - Outra desvantagem é a maior incidência de corrosão da amálgama colocada como material retrógrado devido à sua exposição aos fluidos dos tecidos periapicais. Descoloração dos tecidos: Durante a colocação da amálgama na cavidade retrógrada, acaba por ocorrer algum derrame nos tecidos circundantes. Se não forem removidos cuidadosamente, estes restos podem corroer e levar à descoloração dos tecidos da mucosa, vulgarmente conhecida como tatuagem de amálgama ou argiria focal. As outras desvantagens são o risco de fratura da ponta da raiz durante a condensação da liga na cavidade, a sensibilidade à humidade e a necessidade de um rebaixo na preparação da cavidade.[100]

<u>Cimento de óxido de zinco-eugenol (ZOE)</u>

Tem propriedades biológicas que podem influenciar a sua biocompatibilidade. O eugenol é o principal componente citotóxico do cimento de óxido de zinco-eugenol. Além disso, o zinco demonstra um efeito citotóxico. No que diz respeito ao ácido etoxibenzóico (EBA) como cimento Super EBA, o principal componente citotóxico é representado pelo eugenol líquido, apesar de se dissolver rapidamente ao longo do tempo.[19(90)] Além disso, a solubilidade relativamente baixa do Super EBA, quando comparado com outros cimentos de óxido de zinco-eugenol, é responsável pela maior biocompatibilidade.[(20)91] Também foi observada uma melhor resposta celular aos cimentos de óxido de zinco-eugenol (Super EBA em particular) do que à amálgama, com a ausência de uma reação inflamatória, tal como observado em estudos histológicos.[100,101]

<u>Agregado de trióxido mineral (MTA)</u>

É um dos materiais mais utilizados no selamento tridimensional de extremidades radiculares. A biocompatibilidade do Agregado de Trióxido Mineral foi amplamente demonstrada pela literatura científica[19(90)]. Além disso, o Agregado de Trióxido Mineral tem a capacidade de favorecer a deposição de tecido duro e a formação do ligamento periodontal quando utilizado como uma obturação retrógrada. Atualmente, o Agregado de Trióxido Mineral deve ser considerado o material mais biocompatível para obturação retrógrada. 1. Selagem biológica - Sabe-se que o Agregado de Trióxido Mineral forma uma ligação química com a dentina através da formação de cristais de apatite no interior das fibrilas de colagénio da dentina. 2. Osteogénese - O pH elevado é favorável à indução da formação de tecido duro. O Agregado de Trióxido Mineral estimula a libertação de citocinas dos osteoblastos, indicando que promove ativamente a formação de tecido duro. 3. Capacidade de selagem - Durante a presa, diz-se que o Agregado de Trióxido Mineral se expande ligeiramente, o que resulta numa melhor adaptação do Agregado de Trióxido Mineral às paredes da cavidade, exibindo assim uma maior capacidade de selagem. O Agregado de Trióxido Mineral, devido ao seu elevado pH, cria um ambiente antibacteriano e forma hidróxido de cálcio. Modula a produção de citocinas. Os iões de cálcio são libertados para a fixação e a proliferação das células. Estes processos encorajam a diferenciação e a migração de células formadoras de tecidos duros. Isto resulta na formação de hidroxiapatite ou apatite carbonatada na superfície do Agregado de Trióxido Mineral, proporcionando assim uma vedação biológica. O Agregado de Trióxido Mineral tem vários inconvenientes, incluindo dificuldades de manipulação e um longo tempo de presa. É caro, não tem propriedades antimicrobianas e dissolve-se num pH ácido. Tem potencial de descoloração, provavelmente devido ao ferro e ao manganês. A presença de elementos tóxicos na composição do material, como o arsénio, tem sido motivo de preocupação, mas é insignificante tendo em conta a sua quantidade. Além disso, os óxidos férricos presentes no Agregado de Trióxido Mineral têm um efeito estabilizador sobre o arsénio. Isto, juntamente com a insolubilidade do agregado de trióxido mineral e as pequenas quantidades de agregado de trióxido mineral utilizadas em aplicações clínicas, pode limitar a libertação de arsénio nos fluidos dos tecidos, o que pode potencialmente causar toxicidade. [100]

Cimento de ionómero de vidro

Foi também utilizado como material de selagem em cirurgia endodôntica. Uma resposta inflamatória intensa foi demonstrada por estudos in vitro, embora a inflamação possa desaparecer com o tempo.[98]

Resina composta

Devido aos seus efeitos citotóxicos ou irritantes nos tecidos pulpares e periapicais. Em geral, os compósitos apresentaram uma biocompatibilidade mais fraca do que as amálgamas. Algumas das suas vantagens são a boa compatibilidade de produtos selecionados, a reinserção de fibras periodontais e os bons resultados clínicos a longo prazo de produtos selecionados. Mas é sensível à humidade e à técnica e demonstrou um efeito inibitório no crescimento celular e não foi capaz de induzir a produção de citocinas.[97,98]

A colocação e compactação inadequadas do material de obturação da extremidade radicular devido à má utilização dos instrumentos e uma visualização insuficiente da cavidade da extremidade radicular são as principais causas de uma obturação inadequada.[99]

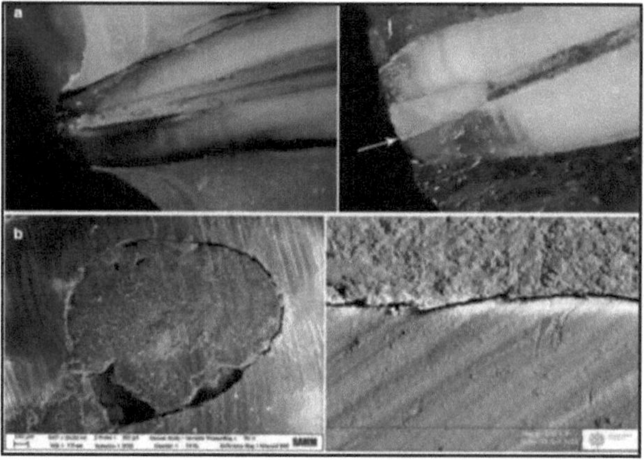

Figura 5.13: (a) Selagem da extremidade da raiz após a ressecção e remoção da guta-percha do canal radicular. (b) Análise SEM da amostra em (a). a obturação está em contacto com a parede interna do canal radicular.

A biocompatibilidade tem sido considerada como um dos requisitos mais importantes de qualquer material de obturação radicular. Desde que a obturação radicular permaneça confinada no interior do canal radicular, parece que o seu grau de biocompatibilidade não desempenha um papel significativo no resultado ou nos possíveis efeitos adversos e complicações da cirurgia endodôntica (fig. 5.13.)[96]

Regra geral, os materiais de obturação da extremidade radicular devem ficar confinados ao canal radicular; assim, a superfície máxima de contacto não deve exceder o diâmetro da preparação apical. Nesta interface, ocorre a interação entre o material e os tecidos periapicais. Com alguns materiais, foi demonstrado, em certos casos, um ligamento periodontal totalmente reconstituído com um cemento recém-formado sobre a extremidade da raiz ressecada e o material de preenchimento da extremidade da raiz, embora de forma imprevisível.[90] Embora teoricamente o objetivo final de qualquer tratamento cirúrgico seja a obtenção de uma regeneração completa dos tecidos, na prática, o significado clínico da reconstrução da anatomia normal do cemento em contacto com fracções de milímetros de interface de preenchimento da extremidade da raiz permanece pouco claro.[90]

O tratamento da extremidade radicular pode ser complicado por várias ocorrências que podem impedir o sucesso da cicatrização da lesão periapical após a cirurgia peri-radicular. Um conhecimento profundo de todas as possíveis complicações pode ajudar o cirurgião tanto na prevenção de tais ocorrências, através da adoção de procedimentos mais seguros, como na sua gestão. A maioria das ocorrências pode ser gerida sem abortar todo o procedimento, e, se forem adoptados protocolos adequados de gestão, a taxa de sucesso pode não ser influenciada.[95]

Conclusão: embora raros, os médicos dentistas devem estar conscientes dos possíveis riscos que os irrigantes, os medicamentos intracanais e os selantes habitualmente utilizados podem causar se forem acidentalmente extrudidos para além do ápice. É necessário tomar consciência rapidamente e tomar medidas adequadas para evitar quaisquer complicações graves e danos a longo prazo.[97]

<u>5.3. COMPLICAÇÕES NEUROLÓGICAS</u>

As complicações neurológicas abrangem um amplo espetro de perturbações e condições que afectam o sistema nervoso, desde o cérebro e a medula espinal até aos nervos periféricos. Estas complicações podem resultar de várias causas, incluindo lesões, infecções, doenças auto-imunes, factores genéticos e processos degenerativos. Podem manifestar-se de diversas formas, afectando a função cognitiva, as capacidades motoras, a perceção sensorial e até as funções autonómicas.[102]

O sistema nervoso é uma rede complexa de células e fibras que coordenam e regulam quase todas as funções corporais, desde a respiração e o ritmo cardíaco até ao movimento e ao pensamento. Quando este sistema intrincado é perturbado, seja por lesão ou doença, pode levar a uma grande variedade de complicações neurológicas.[102]

Distúrbios sensoriais como parestesia, anestesia, hipoestesia e hiperestesia podem ocorrer na cavidade oral (Tabela 5.10).[103]

Types of nerve dysfunctions	Definition
Anesthesia	Absence of all sensory modalities
Paraesthesia	An abnormal sensation (tingling), whether spontaneous or evoked
Dysaesthesia	An unpleasant abnormal sensation, whether spontaneous or evoked
Hyperesthesia	Increased sensitivity to stimulation, excluding special senses
Hypoesthesia	Diminished sensitivity to stimulation, excluding special senses

Tabela 5.10: Mostra as disfunções dos nervos sensoriais

A parestesia é definida como uma perturbação sensorial com manifestações clínicas como ardor, picadas, formigueiro, dormência, comichão ou qualquer desvio da sensação normal.[101]

No tratamento endodôntico, a parestesia pode ocorrer como resultado de trauma ou irritação dos nervos que fornecem sensação às regiões oral e facial.[101]

- Traumatismo do nervo: Durante a terapia do canal radicular ou outros procedimentos endodônticos, os instrumentos ou materiais utilizados no tratamento podem, inadvertidamente, entrar em contacto ou exercer pressão sobre os nervos próximos. Isso pode resultar em trauma nas fibras nervosas, levando a sensações anormais, como formigamento ou dormência. [1]
- Complicações anestésicas: A anestesia local é normalmente utilizada para anestesiar a área a ser tratada durante os procedimentos endodônticos. No entanto, a administração incorrecta ou a injeção acidental em áreas ricas em nervos pode causar danos temporários ou mesmo permanentes nos nervos, resultando em parestesia.[101]
- Instrumentação do canal radicular: O processo de limpeza e modelação do sistema de canais radiculares envolve a utilização de instrumentos especializados para remover tecido infetado ou danificado.[102]
- Inchaço ou inflamação pós-operatória: Após o tratamento endodôntico, alguns pacientes podem apresentar inchaço ou inflamação pós-operatória nos tecidos circundantes. A inflamação pode exercer pressão sobre os nervos próximos, levando a uma parestesia transitória até que o inchaço diminua.[102]
- Condições pré-existentes: Os pacientes com doenças pré-existentes que afectam os nervos, como a nevralgia do trigémeo ou a neuropatia periférica, podem ser mais susceptíveis de sofrer de parestesia após procedimentos endodônticos.[102]

A parestesia devida a lesões periapicais pode ser causada por pressão mecânica e isquémia associadas ao processo inflamatório (edema), pressão local sobre o nervo mental resultante da acumulação de exsudado purulento no osso mandibular, bem como pelos produtos metabólicos tóxicos das bactérias ou pelos produtos inflamatórios libertados com o dano tecidular.[102]

A parestesia do nervo alveolar inferior pode ocorrer durante vários procedimentos dentários, como injecções de anestesia local, cirurgia do terceiro molar, cirurgia ortognática, cirurgia ablativa, implantes e endodontia. Os possíveis factores etiológicos da parestesia relacionada com a endodontia são a infeção periapical e a lesão iatrogénica do nervo. A lesão iatrogénica pode dever-se ao seguinte: trauma mecânico devido a instrumentação excessiva no canal alveolar inferior; pressão exercida pelo ponto endodôntico ou selante dentro do canal alveolar inferior; neurotoxicidade devido aos irrigantes, medicamentos intracanais e selantes que ultrapassaram o forame apical [103].

As complicações neurológicas associadas à AL são raras, mas é importante estar ciente delas. Estas complicações podem incluir lesões nervosas, neurotoxicidade, sintomas neurológicos transitórios (SNT) e efeitos no sistema nervoso central (SNC). A lesão nervosa pode ocorrer devido a traumatismo durante a inserção da agulha ou toxicidade do anestésico local. A neurotoxicidade pode manifestar-se como sintomas neurológicos transitórios ou défices neurológicos persistentes.[104]

Existem muitos sinais de complicações neurológicas, como a ausência total ou parcial de sensibilidade na área afetada, dormência prolongada da língua, bochecha ou tecido gengival, perda de sensibilidade para além da duração esperada após a administração de AL, dormência da mandíbula e da face, sensação de formigueiro na área afetada e dor ou sensação de queimadura invulgar ou persistente na área onde o AL foi administrado.[104]

Existem muitos sintomas de complicações neurológicas, como agitação, inquietação, irritabilidade ou um estado de ansiedade acrescida, confusão, dificuldade de raciocínio, perturbação da capacidade de julgamento, desorientação, tonturas, sensação de vertigens, sensação de desmaio, sonolência, sensação de sono excessivo ou fadiga e um sabor metálico na boca.[104]

A inflamação periapical devido a um sistema de canais radiculares infecioso pode dar origem a neuropraxia devido à hiperemia e ao edema inflamatório, que comprime o nervo e lesa as estruturas nervosas. A inflamação periapical dos pré-molares inferiores e das raízes distais dos segundos molares é o fator etiológico mais comum para a parestesia dos nervos alveolar inferior e mental. O forame mentoniano geralmente está localizado abaixo do ápice do segundo pré-molar inferior. No presente caso, a parestesia do nervo mental resultou da infeção periapical do segundo pré-molar inferior e do primeiro molar; a grande proximidade entre a lesão periapical do segundo pré-molar e o forame mental resultou na parestesia do lábio inferior (fig. 5.14).[105]

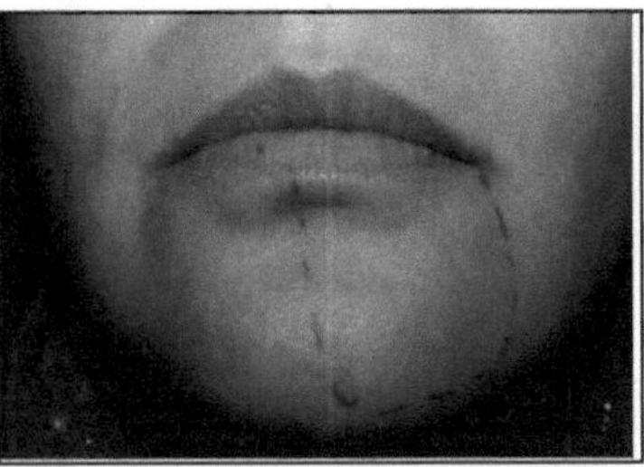

Fig.5.14: Região do lábio inferior esquerdo afetada por parestesia.

A anestesia que persiste durante dias, semanas ou meses após a injeção de uma solução anestésica local assinala um problema potencial. A injeção de soluções anestésicas locais contaminadas por álcool ou solução esterilizante pode produzir irritação, resultando em edema e aumento da pressão, levando à parestesia. O álcool, especialmente, é neurolítico e pode produzir parestesia que dura meses ou anos. Outro fator a ser considerado é o trauma da bainha nervosa pela agulha[106].

O mecanismo exato da lesão nervosa relacionada com a anestesia local não está totalmente elucidado, mas existe a hipótese de que possa ser um ou uma combinação de vários factores: lesão traumática direta do nervo pela agulha, hemorragia após a injeção na bainha nervosa, pressão hidrostática da injeção ou neurotoxicidade do próprio material anestésico local. [107]

A neurotoxicidade parece depender da formulação do anestésico local. A utilização de prilocaína ou articaína pode estar associada a um risco acrescido de desenvolvimento de lesões nervosas relacionadas com a neurotoxicidade. No entanto, ainda não é claro se estes fármacos têm um nível de toxicidade relativamente mais elevado em comparação com outras soluções anestésicas ou se a sua concentração fabricada relativamente elevada é o fator prejudicial à lesão nervosa (a articaína e a prilocaína são os únicos anestésicos locais dentários formulados como soluções a 4% nos Estados Unidos, sendo todos os outros de concentração inferior).[108]

Deve notar-se que a maioria das reacções adversas notificadas associadas aos anestésicos locais não se deve aos medicamentos em si, mas ao ato de administração do medicamento. Assim, o traumatismo direto do feixe nervoso durante a injeção, ou indiretamente pelo desenvolvimento de edema intra-alveolar ou hematomas por punção dos vasos sanguíneos circundantes do nervo, que produz um aumento temporário da pressão na vizinhança do feixe nervoso, continua a ser considerado como a causa mais provável e frequente de lesão nervosa após a administração de anestesia local. Por outro lado, a lesão mecânica por si só pode ser insuficiente para resultar em danos permanentes, e pode-se especular que não é o fármaco em si, mas a dose mais elevada do fármaco combinada com o insulto mecânico que predispõe o nervo a danos permanentes (Figura 5.15). Para evitar lesões nervosas durante a AL, parece benéfico usar infiltração em vez de anestesia de bloqueio sempre que possível, especialmente nas proximidades dos principais feixes nervosos.[109]

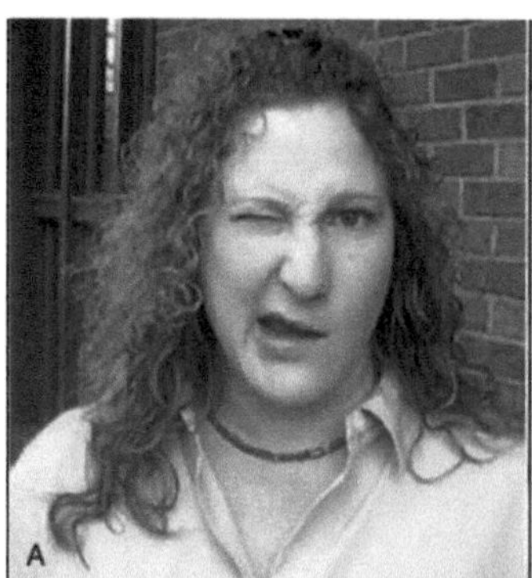

Fig. 5.15: Paralisia do nervo facial.

No entanto, a utilização de técnicas adequadas, dosagens apropriadas e monitorização meticulosa podem ajudar a minimizar os riscos. Os profissionais de saúde que administram o AL devem ter uma boa formação e conhecimentos sobre as potenciais complicações e a sua gestão.[110]

A lesão direta do tronco nervoso devido ao excesso de instrumentação na consulta inicial do tratamento endodôntico também pode ser uma possibilidade. A parestesia secundária ao tratamento endodôntico pode ser causada por excesso de instrumentação e/ou enchimento excessivo ou pela passagem de vários materiais endodônticos (irrigantes de canais radiculares, selantes e pastas contendo paraformaldeído) na vizinhança do nervo alveolar inferior ou dos seus ramos.[103,104]

A terapia endodôntica é um procedimento clínico praticado rotineiramente com poucas complicações relatadas, mas, como agente branqueador, o derrame inadvertido de hipoclorito de sódio para além do sistema de canais radiculares pode resultar em danos extensos nos tecidos moles ou nervos, e até mesmo no comprometimento das vias respiratórias.

Embora muito raras, estão descritas complicações decorrentes da extrusão de hipoclorito para além do ápice radicular. O hipoclorito de sódio (NaOCl) provoca a oxidação da membrana proteica e lipídica, causando necrose, hemólise e ulcerações dérmicas.[76]

A injeção inadvertida de hipoclorito de sódio para além do forame apical pode ocorrer em dentes com forames apicais largos ou quando a constrição apical foi destruída durante a preparação do canal radicular ou por reabsorção.[104]

Outra possível complicação inadvertida do tratamento do canal radicular de dentes pré-molares e molares inferiores com periodontite apical é a extrusão de detritos infectados para o canal mandibular ou forame mentoniano. Todas as técnicas de instrumentação manual e rotativa podem extrudir detritos e bactérias para fora do canal radicular. Estes detritos infectados podem romper o perineuro protetor do NIA e prejudicar a condutividade do nervo.[104]

Durante os procedimentos de limpeza e moldagem, os clínicos devem respeitar rigorosamente o comprimento de trabalho exato. A preparação excessiva do canal e a violação do forame apical podem levar a lesões físicas diretas do nervo ou a lesões químicas do nervo causadas por soluções de irrigação e medicamentos intracanais.[105]

A boa prática médica indica que, após a extrusão do hipoclorito de sódio no tecido, deve ser administrada anestesia local para alívio da dor e o canal deve ser irrigado imediatamente com uma quantidade abundante de soro fisiológico. Devem ser prescritos analgésicos e antibióticos para controlo da dor pós-operatória e para prevenir infecções secundárias. O tratamento não cirúrgico pode ser suficiente para tratar os danos causados pela utilização incorrecta de hipoclorito de sódio, mas a intervenção cirúrgica deve ser considerada se houver progressão dos efeitos nocivos.[78]

Os irrigantes dos canais radiculares, os medicamentos intracanais e os materiais de obturação devem limitar-se ao canal radicular e não se estender aos tecidos periapicais ou a outras estruturas vizinhas. Os materiais de obturação dos canais radiculares, incluindo a guta-percha e os selantes, podem induzir parestesia através de mecanismos mecânicos ou químicos. Foi demonstrado que a extensão excessiva de instrumentos ou materiais de obturação para além da extensão apical do canal radicular causa reacções deletérias. Por vezes, a reação é ligeira e a inflamação transitória, mas também pode ser grave, causando danos nas estruturas anatómicas circundantes com problemas permanentes de incómodo ou incapacidade[109].

A guta-percha tem um baixo nível de toxicidade, o que a torna um material de eleição no tratamento endodôntico. Assim, a passagem de um cone de guta-percha para além do ápice raramente causa parestesia. De facto, o cone tende a deformar-se sem comprimir o nervo ou a artéria.[109]

Outra causa potencial de parestesia é o selante do canal radicular. A parestesia causada pelos cimentos é principalmente de origem química. Os cimentos à base de óxido de zinco e eugenol estão entre os mais utilizados no tratamento endodôntico. A toxicidade deve-se principalmente ao eugenol, cujo efeito neurotóxico e o seu envolvimento na parestesia ou anestesia quando em contacto direto com o NIA foram demonstrados. Ahlgren e colaboradores relataram um caso em que a extrusão de uma grande quantidade de um cimento à base de hidróxido de cálcio na área periapical e perto do NIA causou parestesia devido à compressão mecânica.5

Relativamente à lesão térmica do nervo, a parestesia causada pela extrusão apical de guta-percha após a obturação do canal radicular com uma técnica termoplástica. A parestesia resulta do sobreaquecimento da artéria ou do nervo alveolar inferior, porque elevações de temperatura de apenas 10°C podem causar danos e necrose óssea e pensa-se que o tecido nervoso é ainda mais sensível ao insulto térmico do que o osso, o mecanismo de lesão nervosa é compreensível com o enchimento excessivo ou a extensão excessiva da guta-percha termoplástica no canal alveolar inferior (Figura 5.16).[110]

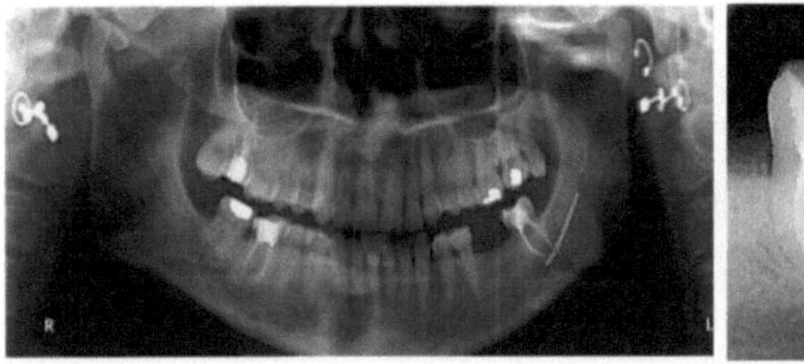

Fig. 5.16: (A) Radiografia panorâmica tirada no dia seguinte mostrando pasta endodôntica na zona periapical do dente #37 e no canal alveolar inferior (B) Radiografia periapical pós-tratamento É evidente a presença do selante do canal radicular extrudido no canal mandibular.

Medidas preventivas como a utilização de um detetor apical eletrónico, a aplicação de um bom batente apical ou a condensação moderada ajudarão a evitar o enchimento excessivo ou a extensão excessiva do material endodôntico. Durante o tratamento endodôntico, é extremamente importante abordar a limpeza e a moldagem do terço apical com exatidão, conhecendo o comprimento e a largura corrigidos. A utilização de um detetor apical eletrónico, juntamente com uma radiografia tirada com as limas em posição, não só assegurará o comprimento de trabalho correto, como também evitará a perfuração do canal e possíveis danos subsequentes ao nervo alveolar inferior resultantes do tratamento endodôntico[108].

Prevenção

A prevenção da parestesia durante os procedimentos dentários, incluindo o tratamento endodôntico, envolve uma atenção cuidadosa aos pormenores e a adesão a protocolos estabelecidos.

- Avaliação exaustiva do paciente: Antes de efetuar qualquer procedimento dentário, é crucial realizar uma avaliação completa do historial médico do paciente, incluindo quaisquer condições pré-existentes ou medicamentos que possam aumentar o risco de complicações nervosas.

- Técnica anestésica correta: Assegurar a administração correta da anestesia local por profissionais experientes e qualificados. Utilizar técnicas adequadas para localizar a administração da anestesia e evitar a injeção acidental em áreas ricas em nervos. A aspiração antes da injeção pode ajudar a evitar injecções intravasculares.

- Avaliação radiográfica: Utilizar imagens radiográficas, tais como radiografias periapicais ou panorâmicas, para avaliar a posição dos nervos relativamente ao dente a ser tratado. Isto pode ajudar a identificar quaisquer variações anatómicas ou a proximidade dos nervos ao local de tratamento, permitindo modificações adequadas ao plano de tratamento, se necessário.

- Instrumentação suave: Durante a terapia de canal radicular, utilize técnicas de instrumentação suaves e controladas para minimizar o risco de trauma relacionado com os instrumentos nos nervos adjacentes. Evite a extensão excessiva dos instrumentos para além do ápice do dente para evitar danos nos tecidos periapicais.

- Irrigação contínua: Mantenha uma irrigação contínua com irrigantes adequados, como o hipoclorito de sódio, durante todo o processo de instrumentação para lubrificar o canal e remover detritos. Irrigue suavemente para evitar a acumulação de pressão e minimizar o risco de extrusão de irrigantes para os tecidos periapicais.

- Patência apical e recapitulação: Mantenha a patência apical e recapitule periodicamente o canal para remover detritos e manter um caminho livre para os materiais de irrigação e obturação. Utilize instrumentos pequenos e flexíveis para a recapitulação para minimizar o risco de transporte do canal ou formação de saliências.

- Planeamento cirúrgico: Planear meticulosamente os procedimentos endodônticos, considerando a localização e o percurso dos nervos relativamente ao dente a ser tratado. Utilize guias radiográficas e pontos de referência anatómicos para evitar traumas nos nervos adjacentes durante a preparação da cavidade de acesso, a instrumentação do canal e a obturação.

- Monitorização da reação do doente: Durante todo o procedimento, monitorizar continuamente o doente para detetar quaisquer sinais de desconforto ou sensações invulgares. Tratar prontamente quaisquer preocupações ou queixas apresentadas pelo doente para evitar potenciais lesões nervosas.

- Educação do paciente: Informar os pacientes sobre os potenciais riscos associados aos procedimentos dentários, incluindo a possibilidade de complicações nervosas temporárias ou permanentes, como a parestesia.

- Cuidados pós-operatórios: Fornecer instruções pós-operatórias adequadas aos doentes , incluindo orientações sobre a gestão de qualquer desconforto ou inchaço após o tratamento. Aconselhar os doentes a comunicar quaisquer sintomas persistentes ou agravados, como dormência ou formigueiro, para avaliação e tratamento adicionais.

- Educação e formação contínua: Manter-se atualizado sobre as mais recentes técnicas e orientações para a prevenção de complicações nervosas em medicina dentária através de cursos de formação contínua e actividades de desenvolvimento profissional. Rever e reforçar regularmente as melhores práticas no seio da equipa dentária para manter um elevado nível de cuidados aos pacientes.

Ao implementar estas medidas preventivas e manter a vigilância durante todo o processo de tratamento, os médicos dentistas podem reduzir significativamente o risco de complicações neurológicas durante a terapia endodôntica e outros procedimentos dentários.[108]

Conclusão, as complicações neurológicas em medicina dentária, particularmente durante a terapia endodôntica, são relativamente raras, mas podem ter implicações significativas para o bem-estar do paciente. A prevenção destas complicações requer uma abordagem multifacetada que engloba uma avaliação cuidadosa do paciente, um planeamento meticuloso do tratamento, uma execução precisa dos procedimentos e uma monitorização pós-operatória vigilante.

Ao aderir às diretrizes estabelecidas e ao manter-se atualizado sobre as melhores práticas, os dentistas podem minimizar eficazmente o risco de complicações neurológicas e garantir a segurança e o bem-estar dos seus pacientes submetidos a tratamento endodôntico.[108]

5.4. COMPLICAÇÕES ACIDENTAIS

A ingestão de corpos estranhos é um problema mais frequente em crianças pequenas. Nos adultos, ocorre acidentalmente com mais frequência entre as pessoas com perturbações psiquiátricas, atraso mental, utilização de anestesia local e alteração da consciência associada à sedação intravenosa. A deglutição de materiais e dispositivos dentários pode levar a complicações graves durante o tratamento dentário. Qualquer objeto rotineiramente colocado ou removido da cavidade oral durante procedimentos dentários ou cirúrgicos pode ser aspirado ou engolido.[111]

5.4.1 ASPIRAÇÃO OU DEGLUTIÇÃO DE CORPO ESTRANHO

A aspiração ou ingestão acidental de um objeto dentário é uma complicação infeliz e temível que pode ocorrer durante qualquer procedimento dentário[112].

Grossman determinou que 87% dos corpos estranhos ingeridos entraram no trato gastrointestinal e 13% entraram no trato respiratório. A maioria dos corpos estranhos que entraram no trato gastrointestinal passam espontaneamente. Apenas 10-20% dos casos requerem intervenção não cirúrgica, e 1% ou menos requer remoção cirúrgica.[113]

5.4.1.1. INCIDÊNCIA

A aspiração de corpos estranhos é rara nos adultos. Abaixo dos 15 anos de idade, regista-se em cerca de 18% dos casos. Foi registada a aspiração de cerca de 27% das pontes dentárias. Os aparelhos ortodônticos, limas endodônticas ou componentes de próteses soltas são os segundos objectos mais frequentemente ingeridos. As restaurações fundidas ou pré-fabricadas, que vão ser cimentadas, têm uma maior probabilidade de aspiração. A ingestão de objectos estranhos foi observada durante o tratamento do canal radicular em cerca de 0,12/100.000, enquanto a ingestão de instrumentos endodônticos foi de cerca de 0,001/100.000. Os aparelhos ortodônticos são menos frequentemente aspirados, mas não menos variados nos tipos de aparelhos envolvidos.[113]

5.4.1.2. <u>TIPOS DE CORPOS ESTRANHOS</u>

Objectos dentários utilizados durante procedimentos dentários e cirúrgicos. Estes podem ser dentes, instrumentos, pinças de borracha, materiais de restauração, compressas de gaze, lima de endodontia, agulha e materiais de impressão. Os aparelhos de prótese fixa são os mais comuns de ingerir, seguidos dos aparelhos ortodônticos, entre todas as especialidades dentárias.[111]

5.4.1.3. <u>FACTOR DE RISCO</u>

Os factores predisponentes envolvidos são a redução do encerramento da laringe, os doentes idosos, os doentes sedados por medicamentos intravenosos, os doentes embriagados, com deficiência mental ou traumatizados e com estados alterados de consciência são normalmente mais susceptíveis devido à diminuição do reflexo de vómito, à incoordenação da deglutição ou a outros mecanismos de proteção das vias respiratórias. Para além disso, as doenças neurológicas, como o acidente vascular cerebral, a demência, a paralisia cerebral, os tumores/lesões cerebrais, a doença de Parkinson e a esclerose lateral amilotrópica, apresentam geralmente um risco mais elevado devido à incapacidade funcional do mecanismo de deglutição. Alguns outros factores de risco que podem levar inadvertidamente à ingestão ou aspiração são o efeito entorpecente dos agentes anestésicos e a perda do mecanismo do reflexo de vómito [112].

5.4.1.4. <u>SINAIS E SINTOMAS</u>

O doente afetado pode apresentar uma gama variável de sintomas, dependendo da criança ou do adulto, da localização, do tipo, da forma e do tamanho do corpo estranho engolido/aspirado. Cerca de 75% das crianças que têm um corpo estranho impactado têm-no ao nível do esfíncter esofágico superior, enquanto aproximadamente 70% dos adultos têm impactação ao nível do esfíncter esofágico inferior.[111]

Grossman referiu que a maioria (87%) dos corpos estranhos (CE) entra no trato gastrointestinal e os restantes 13% entram no trato respiratório.[113]

Corpo estranho a nível orofaríngeo

Em geral, cerca de 60% dos corpos estranhos ficam presos a este nível; os doentes têm normalmente uma sensação clara de que algo está preso, desconforto, salivação, incapacidade de engolir, comprometimento das vias respiratórias e também pode ocorrer infeção e perfuração.

Complicação - Corpos estranhos orofaríngeos Arranhões e lacerações da mucosa orofaríngea, perfuração, abcesso retrofaríngeo infeção dos tecidos moles e abcesso.[1]

Corpo estranho a nível esofágico

Nos adultos, há sensação aguda, apresentação vaga de algo a ser atingido no centro do tórax ou na região epigástrica, disfagia e sialorreia/poças salivares. Nas crianças, apresenta-se com engasgamento, vómitos, vómitos, dor no pescoço ou na garganta, incapacidade de se alimentar, atraso no crescimento, febre, pneumonite/pneumonia de aspiração recorrente ou constrangimento/estrangulamento respiratório (devido ao impacto traqueal).[111]

Complicações - Arranhões, lacerações ou escoriações da mucosa Necrose esofágica Abcesso retrofaríngeo Estenose esofágica Perfuração esofágica e subsequente abcesso paraesofágico, Mediastinite, Pneumotórax e pneumomediastino Pericardite/tampanoide cardíaco Fístula traqueoesofágica.[111]

Corpo estranho a nível subesofágico

Pode apresentar-se sem sintomas, tais como distensão e desconforto abdominal, febre, vómitos recorrentes, passagem de sangue pelo reto e melena, podendo também estar presentes outros sintomas de obstrução intestinal aguda ou subaguda.

Complicações - enfisema subcutâneo, fístula aorto-esofágica, aspiração e asfixia.[111]

Corpos estranhos gastrointestinais

Apresenta-se com mediastinite aguda com dor torácica, dispneia e odinofagia grave, juntamente com sinais de pneumonite/derrame pleural e peritonite aguda/subaguda, erosão gástrica e perfuração do esófago.[111]

Corpo estranho nas vias respiratórias

Se uma matéria sólida entrar nas vias respiratórias ao nível da abertura glótica, da laringe, da traqueia ou dos brônquios.

Complicações - Podem ser imediatas ou tardias. Complicações imediatas ocorrem geralmente quando o corpo estranho fica alojado na abertura glótica, laringe ou traqueia, obstruindo parcial ou totalmente o movimento do ar para ambos os pulmões. As complicações imediatas incluem paragem respiratória, pneumotórax de pressão negativa, pneumomediastino, enfisema subcutâneo, lesão neurológica hipóxica e paragem cardíaca. As complicações tardias ocorrem geralmente quando o corpo estranho se aloja num dos brônquios principais ou distais, obstruindo o fluxo de ar para o pulmão distal ao bloqueio. As complicações tardias incluem pneumonia recorrente, bronquiectasias e pielopneumotórax.[111]

5.4.1.5. ASPIRAÇÃO / DEGLUTIÇÃO ACIDENTAL DE INSTRUMENTOS DENTÁRIOS DURANTE A TERAPIA ENDODÔNTICA

O potencial de aspiração ou ingestão de corpos estranhos é um problema de saúde mundial na medicina dentária. Os médicos dentistas generalistas devem estar extremamente atentos ao manuseamento de instrumentos menores durante qualquer intervenção relacionada com a cavidade oral, especialmente na posição supina ou semi-reclinada do doente.[114]

A percentagem de instrumentos endodônticos aspirados foi de 2,2% e os que foram ingeridos foram 18%. A maioria destes instrumentos eram instrumentos endodônticos manuais, limas manuais, limas rotativas, brocas, espalhadores, etc.[115]

Movimentos excessivos ou inesperados do doente durante o tratamento, iluminação inadequada, assistência ineficaz, abertura limitada da boca, sucção inadequada da saliva e quebra ou desprendimento inesperado de instrumentos de má qualidade. O tamanho inadequado das luvas também pode levar a uma manobra incorrecta dos instrumentos dentários, conduzindo à aspiração ou ingestão acidental, especialmente de limas endodônticas e coroas protéticas[112].

<u>Braçadeira do dique de borracha acidentalmente aspirado/engolido</u>

A ingestão de um grampo de dique de borracha é uma condição muito rara que ocorre devido à manipulação descuidada da inserção de um dique de borracha. A pinça de aço inoxidável foi colocada na boca do doente, seguida de uma folha de dique de borracha ou não foi fixada com fio dentário. O doente move-se inesperadamente e a pinça saltou para a boca. O doente foi instruído a tossir com força, mas a pinça não pôde ser retirada. Foi efectuado um exame minucioso com um abaixador de língua, mas não foi produtivo. Não havia evidência de comprometimento das vias aéreas, dificuldade respiratória ou sensibilidade abdominal. Os pais foram informados do acidente e ficaram tranquilos. Foram efectuadas radiografias torácicas e abdominais e a pinça foi detectada na radiografia torácica supraclavicular, como se pode ver na (Figura 5.17). A pinça foi removida sob anestesia geral usando um laringoscópio como ilustrado (Figura 5.17 c-d) sem qualquer evidência de trauma após a remoção.[116]

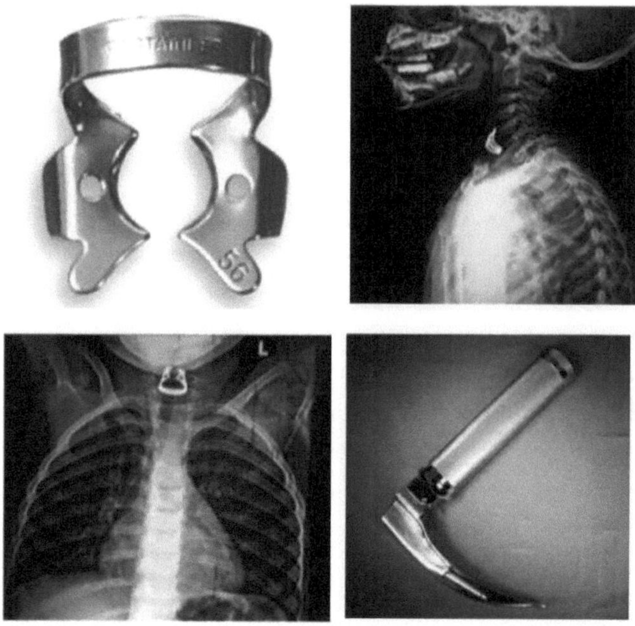

Fig. 5.17: (a) Esta imagem mostra a pinça de dique de borracha engolida. (b) Imagem radiográfica da pinça do dique de borracha deglutida - vista lateral (c) Imagem radiográfica da pinça do dique de borracha deglutida - vista frontal (d) O dispositivo de laringoscópio utilizado para a recuperação da pinça do dique de borracha.

Limas endodônticas aspiradas/engolidas acidentalmente

Quando ocorre uma ingestão acidental de um instrumento endodôntico, o endodontista deve ter um conhecimento básico sobre o procedimento de diagnóstico, complicações, métodos de recuperação do instrumento engolido, bem como a capacidade de tranquilizar o paciente.[117]

Foi relatado que as limas endodônticas, que são utilizadas para o procedimento de limpeza do canal radicular, passam através do sistema gastrointestinal no prazo de 3 dias, mas 10% necessitam de remoção endoscópica e apenas 1% necessitará de intervenção cirúrgica[118].

Sintomas de ingestão de corpo estranho, tais como dor no peito, disfagia aguda, vómitos, engasgamento, baba, saliva manchada de sangue. Sintomas respiratórios como pieira, tosse e dispneia podem sugerir que o objeto estranho se alojou no trato gastrointestinal ou respiratório superior. 90% dos instrumentos dentários ingeridos passam para fora do corpo através do trato gastrointestinal[119].

Durante o tratamento de um canal radicular, o paciente moveu subitamente a cabeça, o que fez com que o instrumento endodôntico escorregasse da mão do operador e o paciente o engolisse. O paciente foi mantido em posição prona, com a cabeça a um nível mais baixo do que o membro, e foram dadas 4-5 pancadas nas suas costas, esperando a expulsão do instrumento.[117]

Clinicamente, notou-se um som respiratório suave e não havia sensibilidade ou dor à palpação da área onde o corpo estranho estava presente [117].

A radiografia póstero-anterior do tórax demonstrou a presença de objeto estranho pontiagudo ao nível de L2-L3 (Figura 5.18), logo abaixo da sombra do diafragma.[117]

Foi obtido o consentimento de alto risco do doente e este foi mantido sob dieta rica em fibras, tendo sido prescrito cremação de xarope para permitir o transporte rápido do instrumento no trato gastrointestinal.[117]

Foi realizada uma radiografia repetida da vista póstero-anterior do abdómen, 24 horas após a ingestão do instrumento. Esta radiografia sugeriu a presença do instrumento endodôntico no ceco do intestino grosso.[117]

Finalmente, 41 horas após a ingestão da lima, esta foi encontrada nas fezes, tendo sido obtida uma radiografia de confirmação para assegurar a ausência de qualquer objeto estranho no trato gastrointestinal[117].

Para os objectos afiados, como a lima endodôntica, quando alojados no trato gastrointestinal ou no trato respiratório, o protocolo de tratamento é a remoção endoscópica/broncoscopia ou a monitorização cuidadosa com radiografias periódicas. Se o objeto não progredir após 72 horas, ou se forem observados sinais de hemorragia, perfuração ou obstrução, deve proceder-se imediatamente a uma laparotomia[117].

Todos os procedimentos endodônticos devem ser efectuados rigorosamente sob isolamento com dique de borracha. As limas rotativas são preferíveis às limas manuais para o tratamento endodôntico do doente pediátrico. Se forem utilizadas limas manuais, o fio dental deve ser atado ao cabo das limas com um comprimento de 18 polegadas ou mais para facilitar a recuperação do instrumento. O dentista deve trabalhar sempre em ambiente seco e não em condições húmidas para minimizar as hipóteses de deslizamento do instrumento.[117]

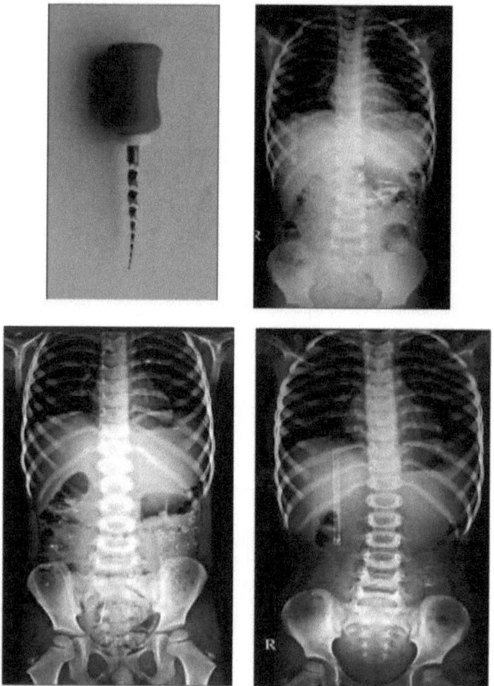

Fig. 5.18: (a) Esta imagem mostra a lima de prótons recuperada (b) Radiografia do tórax mostrando a lima ao nível de 1,2-1,3 (imediatamente após a ingestão) (c) Radiografia do tórax mostrando o movimento da lima de prótons após 24 horas de ingestão (d) Radiografia do tórax

Aspiração acidental de coroas dentárias

O manuseamento de objectos dentários requer cuidados especiais, especialmente quando o doente se encontra em posição supina ou semi-reclinada. Os resultados adversos resultantes da aspiração ou ingestão de instrumentos e materiais podem ocorrer em qualquer procedimento dentário.[118]

A aspiração de coroas dentárias pode ocorrer em crianças, particularmente durante a administração de sedação consciente. A forma e a composição das coroas dentárias complicam a sua extração da árvore traqueobrônquica, necessitando por vezes de toracotomia.[118]

No momento da remoção da prótese, o paciente tossiu e acidentalmente aspirou a prótese. Naquele momento, não ficou claro se foi aspiração ou ingestão. O doente foi colocado em decúbito ventral com várias pancadas nas costas para tentar deslocar a coroa das vias respiratórias no caso de ser aspirada.

O doente foi imediatamente levado para o hospital, onde foi efectuada uma radiografia ao tórax, tendo sido diagnosticado que a prótese estava alojada no pulmão direito (fig. 5.19). Foi planeada uma broncoscopia de emergência sob anestesia geral para retirar as coroas. Uma radiografia repetida do tórax confirmou a ausência das coroas.[118]

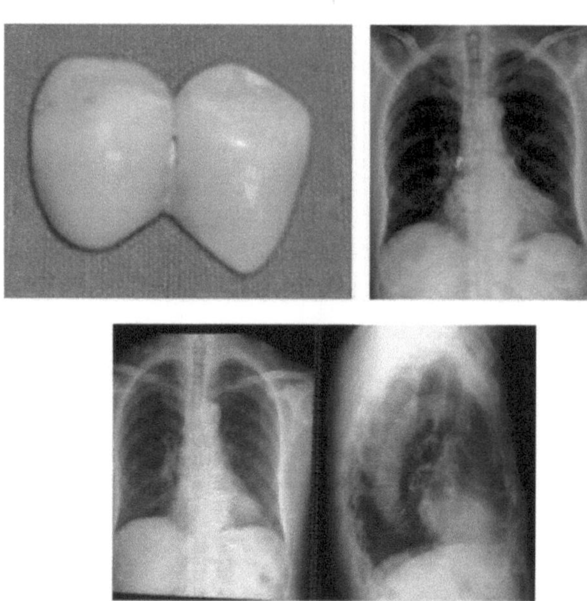

Fig.5.19: (a) Esta imagem mostra a prótese recuperada (coroa) (b) Radiografia do tórax mostrando a prótese alojada nos pulmões direitos (c) Radiografia do tórax mostrando após a excerção da prótese.

5.4.1.6. <u>MÉTODOS DE DIAGNÓSTICO</u>

A maioria dos corpos estranhos é localizável durante um exame físico exaustivo da ferida. Os estudos imagiológicos são necessários em casos de corpos estranhos suspeitos mas não identificados. A imagiologia é especialmente necessária após a remoção de vários pedaços de corpos estranhos ou quando não é possível explorar a ferida. As modalidades de imagiologia que podem ser utilizadas para detetar corpos estranhos incluem radiografias simples, tomografia computorizada (TC), ressonância magnética (RM) e ultra-sons. Cada modalidade tem os seus pontos fortes e fracos que variam consoante o material de composição do corpo estranho, bem como a localização do objeto.[119]

<u>Radiografias de filmes simples</u>

A escolha inicial para a deteção de corpos estranhos é a radiografia simples, que é a modalidade de imagem de eleição devido à sua capacidade de detetar a maioria dos corpos estranhos de forma rápida e barata, com uma exposição à radiação relativamente baixa. Os objectos mais densos do que os tecidos moles atenuam mais raios e, por isso, aparecem em maior contraste com as áreas circundantes. O aumento da densidade dos corpos estranhos compostos por metal, vidro e cascalho resulta na sua aparência radiopaca na radiografia, tornando as imagens de película simples altamente sensíveis e específicas na procura destes objectos nos tecidos moles. O tamanho do objeto também limita a precisão radiográfica, e o vidro, em particular, torna-se difícil de localizar quando o tamanho destes corpos estranhos é da ordem de alguns milímetros. Se a suspeita clínica se mantiver elevada apesar da radiografia simples negativa, devem ser consideradas outras modalidades de imagem.[119]

<u>Tomografia computorizada (TC)</u>

A imagiologia é eficaz na deteção da maioria dos corpos estranhos, bem como na ajuda à sua remoção, localizando claramente o objeto de interesse no tecido. A física utilizada para gerar imagens de tomografia computorizada é semelhante à da radiografia; no entanto, tem uma capacidade melhorada para diferenciar as densidades dos tecidos, permitindo uma melhor visualização da inflamação, abcessos e granulomas que são frequentemente indícios secundários de um corpo estranho retido. Os exames de TC têm a vantagem adicional de poderem fornecer uma localização tridimensional mais precisa do corpo estranho. Os estudos de TC também têm um custo e uma dose de radiação mais elevados para o doente. A tomografia computorizada também pode ajudar a avaliar a proximidade de um corpo estranho à neurovasculatura e aos órgãos vitais, quando relevante.[119]

<u>Ressonância magnética</u>

A utilização de imagens de ressonância magnética é frequentemente limitada na avaliação de corpos estranhos, mas pode desempenhar um papel importante em casos selecionados. Tal como a TAC, fornece informações sobre a localização tridimensional do corpo estranho, bem como sobre as estruturas circundantes, como ligamentos, tendões, vasos e nervos. Um estudo concluiu que a sensibilidade é de 58% e a especificidade é de 100% para corpos estranhos incorporados no antepé. No entanto, é ineficaz para a imagiologia de corpos estranhos de cascalho ou metálicos devido a artefactos de traços ferromagnéticos. Os corpos estranhos metálicos de grandes dimensões podem representar um risco para as pessoas

A RM também tem um custo monetário e de tempo significativo, tornando-a frequentemente ineficaz para a obtenção de imagens de corpos estranhos(119). A RM também tem um custo monetário e de tempo significativo, tornando-a frequentemente ineficaz para a imagiologia de corpos estranhos[119].

Ultrassonografia

A ecografia é extremamente útil na deteção e localização de corpos estranhos, especialmente em conjunto com a radiografia simples. Quando existe uma elevada suspeita clínica de um corpo estranho, a ecografia pode ser utilizada quando as radiografias são negativas. A ecografia requer formação prévia, uma compreensão da anatomia e tempo clínico. Os objectos podem ser confundidos com estruturas anatómicas, como tendões, vasos ou bursas, especialmente nas mãos, pés ou articulações. Objetos mais profundos do que 2 cm também serão mais difíceis, pois a obtenção de imagens mais profundas no tecido tem o custo de uma resolução menor.[119]

Endoscopia

A endoscopia está definitivamente indicada quando os objectos ingeridos são afiados, não radiopacos, alongados, ou quando há múltiplos objectos engolidos ou um risco elevado de lesão esofágica. A endoscopia urgente é obrigatória nos casos em que existe obstrução das vias respiratórias ou evidência de outras complicações graves. A endoscopia é um procedimento relativamente seguro em mãos experientes, mas dispendioso, pelo que deve ser evitada como intervenção de rotina, se possível.[120]

5.4.1.7. <u>**EXISTEM TRÊS FORMAS PRINCIPAIS DE VER OS OBJECTOS INALADOS NAS VIAS RESPIRATÓRIAS OU NOS PULMÕES**</u>

<u>Radiografia do tórax</u>

Alguns objectos não alimentares podem ser vistos nas vias respiratórias ou nos pulmões através de uma radiografia tradicional. No entanto, a maioria dos alimentos, matérias vegetais e brinquedos de plástico não aparecem nas radiografias de tórax[119].

<u>Radiografia da fase inspiratória e expiratória</u>

Trata-se de radiografias efectuadas quando a criança inalou e depois exalou o ar dos pulmões. Se um corpo estranho não puder ser visto com uma radiografia tradicional, então as radiografias inspiratórias e

Os filmes da fase expiratória podem mostrar hiperinsuflação ou aprisionamento de ar, o que sugere um corpo estranho aspirado[119].

<u>Broncoscopia</u>

Quando a suspeita de aspiração é suficientemente elevada mas o exame físico e as radiografias não são definitivos para o diagnóstico, é introduzido um instrumento chamado broncoscópio através da boca e utilizado para observar o interior das vias respiratórias sob anestesia. A broncoscopia pode ser utilizada tanto para localizar o corpo estranho como para o remover.[119]

5.4.1.8. <u>**GESTÃO DE CORPOS ESTRANHOS**</u>

Exame do doente com suspeita/confirmação de ingestão/aprisionamento de corpo estranho.

Deve ser efectuado um exame cuidadoso por razões clínicas e médico-legais[110].

Quando ocorre um acidente iatrogénico, é muito importante manter a calma, a compostura, e saber como gerir e proteger-se contra tais eventos. Avaliar as vias re§piratórias e a função respiratória para excluir/realçar qualquer compromisso.[104]

Abrir a boca e observar a orofaringe com uma luz brilhante. Se o objeto parece ter sido aspirado, o doente deve ser posicionado numa fase reclinada (Figura 5.20), e encorajado a tossir à força para assegurar uma via aérea desobstruída.[110]

A prova da deglutição (dor ao beber água) e o rochedo traqueal (movimento da traqueia de um lado para o outro) sugerem a presença de um corpo estranho no esófago.

Estes testes excluem a possibilidade de aspiração de um objeto estranho para o sistema respiratório e ajudam a distinguir clinicamente o local de impactação do objeto [111].

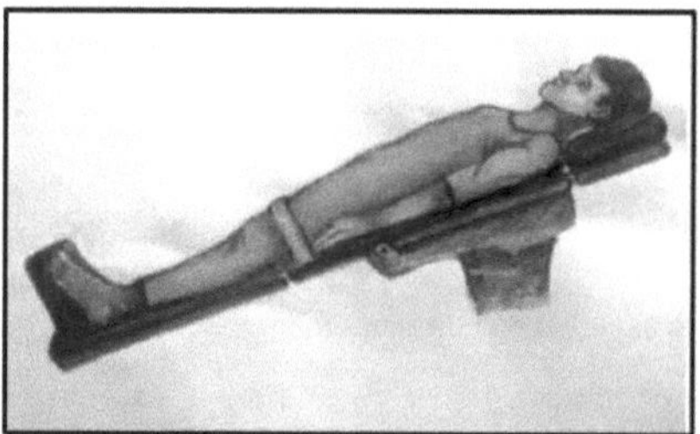

Fig.5.20: Esta imagem mostra o doente numa posição reclinada.

Se as vias respiratórias estiverem a ficar comprometidas com sintomas como estridor inspiratório, engasgamento e respiração forçada, devem ser utilizados procedimentos não invasivos, como a manobra de Heimlich (na manobra de Heimlich, colocar as duas mãos, uma em cima da outra, sobre a cavidade abdominal, logo abaixo das costelas, e pressionar com força, utilizando o ar remanescente no pulmão do doente para retirar a obstrução; esta manobra não deve ser utilizada se houver a possibilidade de o corpo estranho ser engolido. Esta manobra não deve ser utilizada se houver a possibilidade de o corpo estranho ser engolido, pois pode provocar lesões no esófago ou no estômago), tal como ilustrado na (Figura 5.21), e devem ser efectuados impulsos abdominais ou torácicos (Figura

5.22) para aliviar a obstrução"[113]

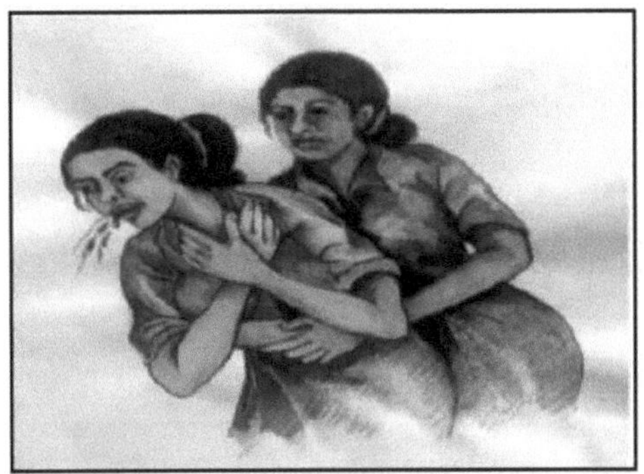

Figura.5.21: Esta imagem mostra um procedimento não invasivo, por exemplo, a manobra de Heimlich.

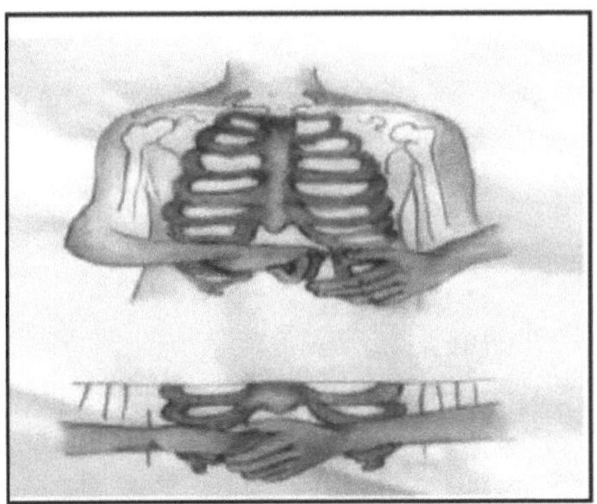

Figura 5.22: Esta imagem mostra a realização de impulsos abdominais ou torácicos para aliviar a obstrução.

Se o corpo estranho tiver entrado no trato respiratório, antes de extrair o objeto estranho, a sua localização anatómica (laringe, traqueia, brônquios lobares e segmentares), forma, composição e extensão do aprisionamento por tecido de granulação, pólipo inflamatório ou edema devem ser identificados para evitar os riscos associados e outras complicações. Uma vez localizada, a broncoscopia é o tratamento de eleição para a remoção dos objectos aspirados. A broncoscopia de fibra ótica flexível é um procedimento relativamente seguro, fácil e económico em mãos experientes e pode ser realizado sob anestesia local. Parece ser mais eficaz, especialmente em adultos, e tem uma taxa de sucesso mais elevada[114].

Se o corpo estranho tiver entrado no trato gastrointestinal, a sua remoção é determinada de acordo com a idade do doente, o tamanho, a forma, a composição, a localização anatómica do objeto e o tempo decorrido desde a ingestão. Uma vez que a maioria das obstruções são geralmente observadas no esófago superior, o que está associado a riscos de aspiração e perfuração esofágica com mediastinite secundária, deve ser prontamente recuperado por esofagoscopia. Não se deve permitir que um objeto estranho permaneça no esófago antes das 24 horas em qualquer situação para minimizar as sequelas graves. Uma vez atravessado o esófago, a maioria dos corpos estranhos (80-90%) sai sem problemas pelo ânus, incluindo os objectos pontiagudos, também durante um período de vários dias a semanas. Por conseguinte, aconselha-se uma avaliação regular e uma monitorização radiográfica em série da evolução de um objeto deste tipo. Entretanto, os doentes devem observar as suas fezes para confirmar a passagem do corpo estranho.[114]

A utilização de uma dieta rica em fibras pode ser útil; no entanto, não existem provas científicas do benefício de uma dieta especial para facilitar a passagem desses objectos. Os purgativos/laxantes devem ser evitados porque aumentam o efeito da contração peristáltica, tornando assim mais provável a perfuração intestinal Os objectos afiados, pontiagudos e alongados (>6 cm de comprimento) normalmente não conseguem passar o duodeno proximal. Devido ao maior risco de perfuração, deve ser tentada uma endoscopia urgente por um especialista para os remover antes de atingirem o intestino delgado. Os objectos rombos e arredondados com mais de 2,5 cm têm menos probabilidade de passar o piloro e terão de ser removidos por gastroscopia[114].

Estima-se que 10-20% dos corpos estranhos necessitarão de um procedimento endoscópico para avaliar e remover o corpo estranho, com menos de 1% dos casos a necessitarem de intervenção cirúrgica[114].

Quando se trata de corpos estranhos, existem muitas variações possíveis em termos de tamanho, forma e material. Todos estes são factores que devem ser considerados e que ajudarão a orientar a gestão terapêutica ideal. Os médicos podem efetuar uma radiografia e um exame físico para determinar a melhor forma de atuar quando um corpo estranho não passa por si próprio. De seguida, é utilizado um endoscópio juntamente com um dispositivo de remoção de corpos estranhos (recomendado pela ASGE) para ajudar na remoção do corpo estranho.[115]

5.4.1.9. <u>EQUIPAMENTO UTILIZADO NA EXTRACÇÃO DE CORPOS ESTRANHOS</u>

Os profissionais médicos podem utilizar uma variedade de instrumentos para recuperar, agarrar e remover objectos contundentes, afiados e compridos. No caso de objectos alojados no esófago ou no trato digestivo, podem ser utilizados os seguintes dispositivos, que são recomendados nas diretrizes da American Society for Gastrointestinal Endoscopy (ASGE) como dispositivos essenciais a ter prontamente disponíveis[116]

Redes de recolha de corpos estranhos

As redes de extração ajudam a extrair o corpo estranho, envolvendo totalmente os objectos extraídos do esófago ou do estômago, de modo a proteger as vias respiratórias durante a extração. As redes podem variar em termos de tamanho, desenho da trama e funcionalidade. Por exemplo, o Roth Net retriever 360 roda 360 graus para uma colocação controlada e alinhada com o objeto.[117]

Para os casos pediátricos, redes como a Roth Net retriever mini oferecem um tamanho mais pequeno para permitir a utilização em gastroscópios pediátricos com canais de pequenas dimensões. Se o corpo estranho estiver localizado no intestino delgado, será utilizada uma rede de comprimento enteroscópico Roth Net retriever.[118]

<u>Dispositivos para agarrar corpos estranhos</u>

Os dispositivos de preensão permitem a remoção de objectos estranhos em procedimentos de endoscopia superior e inferior. Estes dispositivos variam entre pinças de preensão, pinças dentadas e cestos de recolha. Por exemplo, o dispositivo de preensão Talon é uma pinça com ganchos atraumáticos virados para o interior que facilitam uma forte aderência a impactos de carne para uma recuperação rápida.[118]

Enquanto que o Raptor Grasping Device, com a sua configuração de mandíbula híbrida, combina as capacidades de pinça de crocodilo e pinça de dente de rato numa só, aumentando a capacidade de preensão para uma maior aderência a objectos mais contundentes. Objectos compridos com mais de 6 cm, tais como escovas de dentes, canetas de escrita e utensílios de alimentação, terão muito provavelmente dificuldade em passar pelo duodeno (Figura 5.23). Normalmente, é utilizado um cesto, como o Cesto de Recuperação Falcon, para recuperar objectos compridos. Os laços também têm sido muito utilizados para recuperar objectos alongados ou afiados[116].

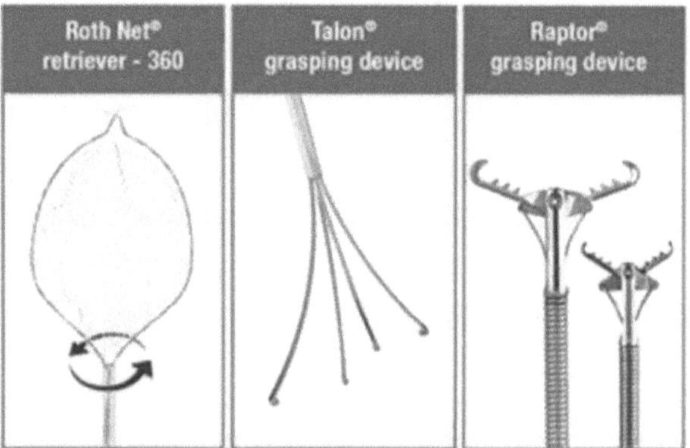

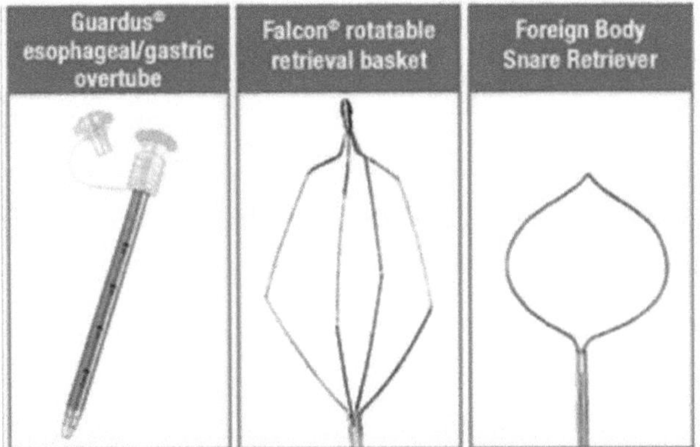

Fig.5.23: Esta imagem mostra a variedade de ferramentas utilizadas para recuperar, agarrar e remover objectos rombos, afiados e compridos.

5.4.1.10. <u>QUANDO QUALQUER INSTRUMENTO DENTÁRIO É ASPIRADO/ENGOLIDO</u>

Agir rapidamente para localizar e remover qualquer objeto que possa estar a causar uma obstrução aguda das vias aéreas superiores . Manter a cabeça do doente baixa, virá-la para o lado, pedir ao doente para tossir e administrar golpes fortes nas costas do doente.[116]

Se um objeto for visível, agarrá-lo com uma pinça pequena ou utilizar uma ponta de sucção, tendo o cuidado de não o empurrar para o fundo da garganta. Se não for possível agarrar o objeto ou se for evidente que o objeto está alojado nas vias respiratórias (dificuldade em respirar), então pode tentar-se a manobra de Heimlich[117].

A aspiração de objectos para as vias respiratórias representa geralmente uma situação mais perigosa do que a deglutição de um corpo estranho. A aspiração para os pulmões envolve normalmente o brônquio direito nos adultos devido à sua configuração anatómica[120].

Se a obstrução das vias respiratórias representar uma ameaça para a vida e não for possível remover um objeto, é necessário obter aconselhamento urgente de um anestesista sénior/ouvinte-nariz-garganta e/ou considerar a cricotiroidotomia como um procedimento de salvação.[110]

Os doentes fora do hospital com obstrução significativa das vias aéreas/das vias respiratórias devem ser transferidos de urgência, em posição sentada, com um cateter de sucção disponível para remover o excesso de secreções salivares.[110]

As crianças com obstrução do trato gastrointestinal superior e/ou comprometimento das vias aéreas devem poder ficar nos braços do doente enquanto são transferidas para o hospital ou avaliadas no hospital para reduzir a ansiedade e o agravamento do constrangimento das vias aéreas.[120]

5.4.1.11. ESTRATÉGIAS DE PREVENÇÃO DA ASPIRAÇÃO/INGESTÃO EM MEDICINA DENTÁRIA

A ingestão ou aspiração acidental do instrumento dentário é uma complicação potencialmente fatal. Existem várias estratégias para evitar a aspiração de objectos durante o tratamento dentário de rotina[110].

- Utilizar um dique de borracha
- Utilizar uma posição mais direita, se possível
- Utilizar uma compressa de gaze para a garganta
- Utilizar a evacuação a alta velocidade
- Utilizar a técnica de campo de lavagem
- Utilizar um tipo de material de impressão de elevada viscosidade
- Utilizar uma moldeira personalizada, com um desenho de palato aberto para a impressão da arcada maxilar.
- Utilizar uma posição mais direita, se possível

Utilização do dique de borracha

A colocação de um dique de borracha é considerada o padrão de cuidados. A utilização de um dique de borracha não só reduz a contaminação microbiana e o potencial de ingestão/aspiração de irrigantes e instrumentos, como também melhora

o acesso visual aos canais, optimiza o controlo da humidade e a retração dos tecidos

moles, aumentando assim a eficácia do procedimento endodôntico (Figura 5.24).[114]

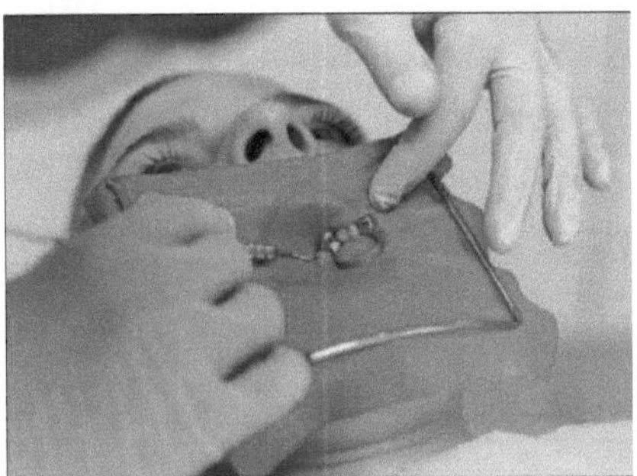

Fig. 5.24: Esta imagem mostra a utilização de um dique de isolamento de borracha para evitar a ingestão/aspiração acidental de corpos estranhos durante um procedimento dentário.

Em muitos procedimentos dentários (por exemplo, implantes e próteses),

normalmente não se segue a aplicação do dique de borracha, o que provoca a

ingestão frequente de corpos estranhos sem o conhecimento do doente ou do

operador e mesmo sem quaisquer sinais clínicos. Assim, para prevenir estas

condições, é sempre melhor contar os instrumentos antes de iniciar os

procedimentos e recontá-los no final dos mesmos.[114]

Nos casos que não suportam o dique de borracha, opções como telas de gaze para

a garganta (Fig. 5.25), aspirações de alto vácuo, moldes de impressão

personalizados, ligaduras de fio dental para objectos menores, utilização de uma

posição mais vertical são a chave para minimizar o risco de ingestão ou

aspiração.[114]

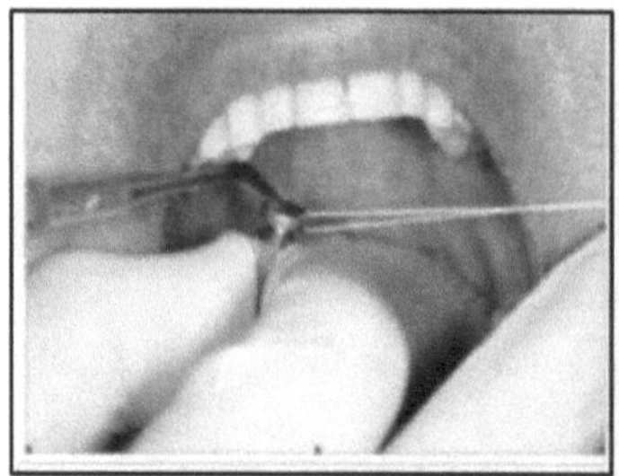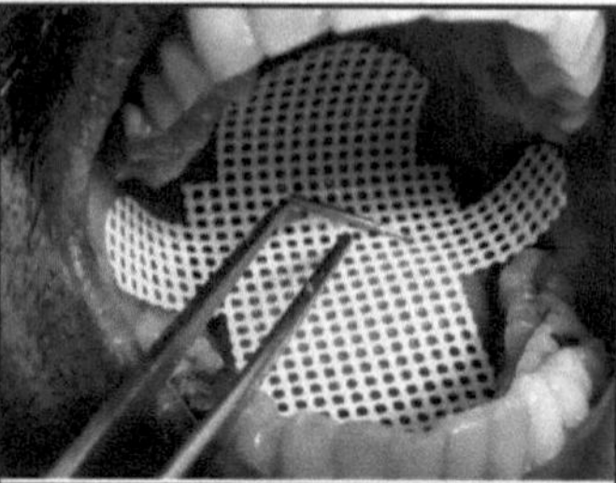

Fig.5.25: Esta imagem mostra (a) a utilização de ligaduras de fio dentário para minimizar o risco de ingestão/aspiração (b) a utilização de um protetor/guarda da garganta.

<u>Papel fundamental das luvas</u>

Recomenda-se o uso de luvas de tamanho adequado, uma vez que as luvas demasiado grandes podem levar a uma manobra incorrecta de instrumentos de pequeno tamanho, por exemplo, instrumentos endodônticos, componentes protéticos e ortodônticos, como brackets, etc., levando a uma aspiração acidental (Figura 5.26).[114]

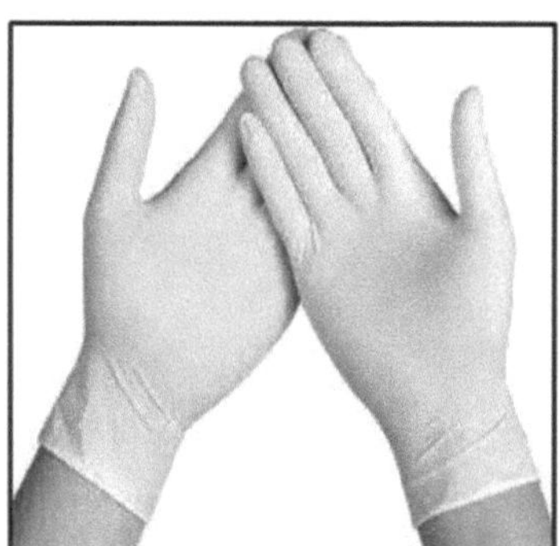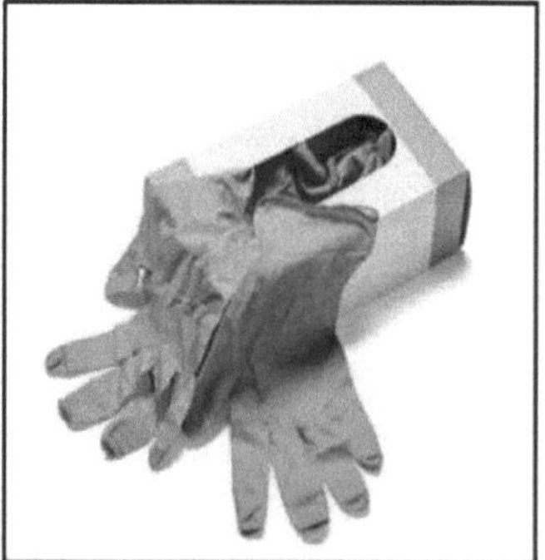

Fig.5.26: Esta imagem mostra a utilização de luvas de tamanho adequado.

<u>Utilizar um dispositivo de extração dos lábios</u>

Este dispositivo pode ser utilizado para evitar a ingestão de corpos estranhos, nomeadamente os que se encontram fixados por ímanes. A sua utilização é indicada para muitos procedimentos dentários, mantendo os tecidos bucais retraídos, permitindo maior visibilidade ao profissional e evitando a ingestão acidental (Figura.5.27).[114]Durante o procedimento, se houver alguma queda acidental de instrumentos, o retractor labial com o íman vai atrair e segurar o instrumental antes de entrar no esófago ou traqueia ou mesmo antes de tocar no palato mole que desencadeia o reflexo de vómito.[116].

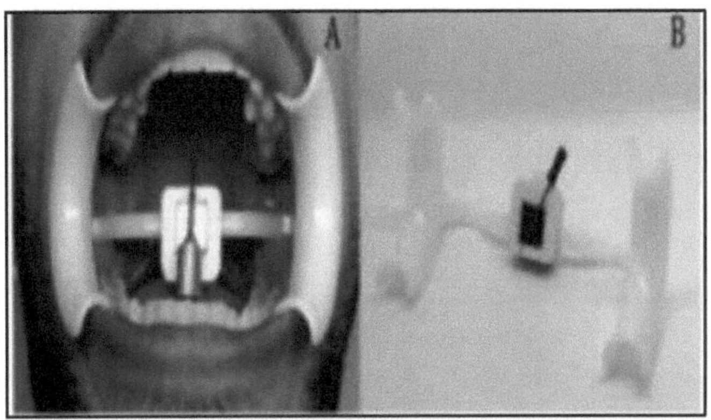

Fig.5.27: Esta imagem mostra um retractor labial dentário com íman (a) um dispositivo hexagonal de implante preso pelo íman no retractor labial (b) uma lima endodôntica presa pelo íman.

Em resumo, os dentistas generalistas devem estar cientes de um protocolo correto para tratar os pacientes que se suspeita terem ingerido/aspirado um corpo estranho. Devem também tomar as medidas necessárias para evitar este tipo de emergências durante o tratamento dentário de rotina[119].

O reconhecimento precoce dos factores de alto risco e a localização dos corpos estranhos engolidos durante qualquer procedimento cirúrgico ou não cirúrgico relacionado com a cavidade oral são a chave para evitar efeitos catastróficos. Deve ser efectuada uma monitorização atenta dos sinais e sintomas clínicos até que o corpo estranho aspirado/ingerido seja excretado ou removido[117].

131

A utilização de medidas preventivas, tais como dique de borracha, telas de gaze para a garganta ou ligaduras de fio dental, é um padrão de cuidados indispensável para a segurança do paciente em vários consultórios dentários contemporâneos. Nesta era litigiosa, os dentistas devem estar sempre cientes de um protocolo não só para a prevenção, mas também para a gestão de tais casos iatrogénicos.[4] Não causar danos ou não maleficência é o principal objetivo de um clínico. Na prática dentária, a prevenção da ingestão ou aspiração de objectos estranhos deve ter uma importância primordial.[118]

5.4.2 <u>ENFISEMA CIRÚRGICO</u>

O enfisema cirúrgico é uma condição clínica caracterizada pela presença de ar ou gás nos tecidos moles do corpo, tipicamente resultante de uma quebra das barreiras anatómicas normais. Na prática dentária, o enfisema cirúrgico pode ocorrer como uma complicação rara, mas potencialmente grave, de vários procedimentos, particularmente os que envolvem extracções dentárias e procedimentos de canal[122].

O enfisema cirúrgico, também conhecido como enfisema subcutâneo, é definido pela presença anormal de ar ou gás nos tecidos moles do corpo, incluindo o tecido subcutâneo, os músculos e os planos fasciais. Esta condição surge quando o ar entra nestes tecidos através de um defeito ou rutura nas barreiras anatómicas naturais, tais como perfurações da mucosa ou quebras na integridade da cavidade oral. É tipicamente uma condição benigna e não representa uma ameaça direta à vida do doente (Figura 5.28).[122]

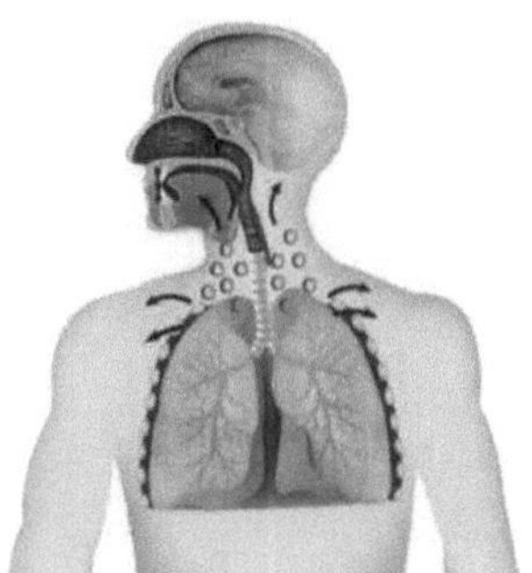

Fig. 5.28: Mostra que o enfisema cirúrgico ocorre quando o gás ou o ar passa por baixo da pele e entra na cabeça, no pescoço, nos membros, no tórax e no abdómen.

Durante o tratamento endodôntico, procedimentos como a utilização de peças de mão movidas a ar, seringas de ar ou instrumentos ultra-sónicos podem gerar pressão de ar que pode inadvertidamente forçar a entrada de ar nos tecidos circundantes. Além disso, a utilização de ar comprimido para secar os canais ou soprar os detritos também pode contribuir para a introdução de ar nos tecidos moles. Uma vez introduzido nos tecidos subcutâneos, o ar tende a espalhar-se pelo caminho de menor resistência. Isto pode resultar na difusão gradual do ar através dos tecidos moles, levando ao inchaço caraterístico e ao crepitar palpável associado ao enfisema cirúrgico. O ar pode ficar preso sob a pele, criando uma bolsa de ar subcutânea que pode se estender além do local da entrada original.[122]

Em geral, o enfisema cirúrgico no contexto do tratamento endodôntico destaca a importância da técnica adequada, da manutenção do equipamento e da vigilância para minimizar o risco de complicações iatrogénicas. O reconhecimento imediato e a gestão adequada são essenciais para otimizar os resultados dos pacientes e prevenir potenciais complicações[122].

5.4.2.1. ETIOLOGIA E FISIOPATOLOGIA

Traumatismos durante os procedimentos dentários

Extracções dentárias: A força excessiva durante as extracções, particularmente em casos de dentes impactados ou severamente cariados, pode levar à perfuração inadvertida do osso alveolar fino, permitindo que o ar da cavidade oral entre nos tecidos moles circundantes.[122]

Utilização de peças de mão de alta velocidade: O contacto entre as peças de mão dentárias de alta velocidade e os tecidos gengivais ou o isolamento inadequado do campo operatório pode resultar na entrada forçada de ar e água pulverizada nos tecidos moles.[122]

Procedimentos endodônticos: A perfuração do sistema de canais radiculares ou a introdução de ar durante a irrigação ou obturação pode ocorrer, especialmente em casos complexos ou quando se manejam canais calcificados.[122]

Traumatismos ou lesões faciais

Lacerações envolvendo a mucosa oral, fracturas dos ossos faciais ou outras lesões traumáticas da região oral e maxilofacial podem criar comunicação entre a cavidade oral e os tecidos moles circundantes, facilitando a entrada de ar.[122]

Mecanismo de entrada de ar nos tecidos moles

Gradiente de pressão Durante os procedimentos dentários, particularmente os que envolvem instrumentação a alta velocidade ou manipulação vigorosa, pode desenvolver-se um gradiente de pressão entre a cavidade oral e os tecidos moles circundantes. Este gradiente pode forçar o ar a migrar de áreas de maior pressão (cavidade oral) para áreas de menor pressão (tecidos moles).[122]

Pressão positiva na cavidade oral: Os procedimentos dentários envolvem frequentemente a utilização de peças de mão de alta velocidade, seringas de ar-água ou instrumentos acionados por ar, que podem gerar pressão positiva dentro da cavidade oral.[122]

Pressão negativa nos tecidos moles: Os tecidos moles que rodeiam a cavidade oral mantêm normalmente uma pressão mais baixa do que a cavidade oral em condições fisiológicas normais [122].

Vias de entrada de ar: Uma vez estabelecido um gradiente de pressão, o ar pode entrar nos tecidos moles através de várias vias:

Perfurações ou Lacerações: Os traumatismos durante os procedimentos dentários, como a perfuração acidental do osso alveolar ou as lacerações da mucosa oral, criam vias diretas para a entrada de ar nos tecidos moles.[122]

Pontos fracos na barreira de tecidos moles: Áreas de fraqueza anatómica ou locais de cirurgias anteriores podem facilitar a entrada de ar nos tecidos moles.[122]

Princípios da migração do ar: O ar tende a migrar ao longo dos planos fasciais e dos espaços anatómicos de menor resistência. No contexto dentário, aplicam-se os seguintes princípios[122]

Planos fasciais: Os planos fasciais na região oral e maxilofacial fornecem caminhos para a propagação do ar para os tecidos moles mais profundos. Esses planos incluem os espaços bucal, temporal e submandibular, entre outros[122].

Compartimentos musculares: Os espaços entre os músculos e os grupos musculares podem permitir que o ar viaje ao longo dos compartimentos musculares, alargando o alcance do enfisema cirúrgico.[122]

<u>Factores que influenciam a entrada de ar</u>

Vários factores influenciam a probabilidade e a extensão da entrada de ar nos tecidos moles durante os procedimentos dentários:

Tipo de procedimento: Certos procedimentos, como extracções dentárias que envolvem uma força significativa ou a utilização de peças de mão de alta velocidade perto de tecidos moles, implicam um risco mais elevado de entrada de ar.

Factores do doente: As variações anatómicas, a presença de doenças subjacentes (por exemplo, osteoporose que conduz a fragilidade óssea) ou o comprometimento da integridade dos tecidos (por exemplo, devido a inflamação ou infeção) podem aumentar a suscetibilidade ao enfisema cirúrgico.

Habilidade e técnica do operador: A formação adequada, a técnica correta e a atenção meticulosa aos detalhes por parte do dentista podem minimizar o risco de trauma e subsequente entrada de ar.

<u>Consequências fisiopatológicas do enfisema cirúrgico</u>

Particularmente no contexto de procedimentos dentários, pode variar dependendo da extensão e localização da acumulação de ar nos tecidos moles.[123]

Distensão dos tecidos moles: A presença de ar nos tecidos moles leva à distensão e ao inchaço, resultando numa sensação caraterística de "crepitação" à palpação, conhecida como crepitação. Esta distensão pode causar desconforto, dor ou restrição de movimentos na área afetada.[123]

Comprometimento do fornecimento de sangue: A compressão dos vasos sanguíneos pelo ar acumulado pode comprometer o fornecimento de sangue local aos tecidos afectados. Se não for tratada, a perfusão reduzida pode levar a isquemia tecidual e subsequente necrose. Este risco sublinha a importância do reconhecimento e intervenção imediatos.[123]

<u>Complicações potenciais - Em casos graves, o enfisema cirúrgico pode levar a complicações mais sérias</u>

Compromisso das vias respiratórias: Se o ar se acumular nos tecidos do pescoço e da cabeça, pode levar ao comprometimento das vias respiratórias, causando potencialmente dificuldade respiratória ou obstrução.[123]

Enfisema do mediastino: Em casos raros, o ar pode se deslocar retrogradamente ao longo dos planos fasciais até o mediastino, levando ao enfisema mediastinal. Esta condição pode apresentar-se com sintomas como dor torácica, dispneia ou enfisema subcutâneo que se estende para além da região da cabeça e do pescoço.[123]

Embolia de ar sistémica: Se o ar entrar na corrente sanguínea através de vasos danificados, pode causar embolia de ar sistémica, uma condição potencialmente fatal. Os sintomas podem incluir dispneia, dor torácica, alteração do estado mental ou colapso cardiovascular.[123]

Risco de infeção: A presença de ar nos tecidos moles pode criar um ambiente anaeróbio propício ao crescimento bacteriano, aumentando o risco de infeção. Este risco é particularmente relevante em casos de lesões traumáticas ou quando o ar é introduzido durante procedimentos dentários.[123]

5.4.2.2. <u>FACTORES DE RISCO PARA ENFISEMA CIRÚRGICO EM PROCEDIMENTOS DENTÁRIOS</u>

<u>Fator relacionado com o doente para enfisema cirúrgico</u>

Certamente, fatores relacionados ao paciente podem influenciar a suscetibilidade ao enfisema cirúrgico durante procedimentos odontológicos.[124]

Seguem-se alguns factores relacionados com o doente que podem predispor os indivíduos para esta doença:

Densidade e integridade óssea: Os doentes com densidade óssea comprometida, como os que sofrem de osteoporose ou osteopenia, podem ter um osso alveolar mais fraco. A estrutura óssea enfraquecida aumenta o risco de perfuração inadvertida durante as extracções dentárias, facilitando a entrada de ar nos tecidos moles.[124]

Variações anatómicas: As variações anatómicas na região oral e maxilofacial, tais como osso alveolar fino ou pontos anatómicos pouco profundos, podem predispor os indivíduos ao enfisema cirúrgico. Estas variações criam uma maior probabilidade de perfuração inadvertida durante os procedimentos dentários, permitindo a entrada de ar nos tecidos moles.[124]

Presença de doença periodontal: Os pacientes com doença periodontal avançada podem apresentar uma reabsorção óssea alveolar significativa, comprometendo a integridade do alvéolo ósseo. Nestes casos, as extracções dentárias podem representar um risco mais elevado de perfuração e subsequente enfisema cirúrgico.[123]

Integridade dos tecidos: Os doentes com integridade tecidular comprometida, como os que sofrem de inflamação crónica ou lesões orais, podem ter os tecidos moles enfraquecidos. Os tecidos frágeis da mucosa são mais susceptíveis a trauma durante os procedimentos dentários, aumentando o risco de entrada de ar nos tecidos moles.[123]

Condições médicas subjacentes: Determinadas condições médicas que afectam a integridade dos tecidos ou os processos de cicatrização podem predispor os indivíduos ao enfisema cirúrgico. Por exemplo, os pacientes com distúrbios do tecido conjuntivo ou condições imunocomprometidas podem ter uma cicatrização de feridas prejudicada, aumentando o risco de complicações após procedimentos dentários.[124]

Idade e estado geral de saúde: Os pacientes idosos ou aqueles com saúde geral comprometida podem ter uma resiliência e capacidade de cicatrização dos tecidos reduzida. A idade avançada, as doenças sistémicas ou os regimes de medicação que afectam a qualidade dos tecidos e a integridade vascular podem contribuir para aumentar a suscetibilidade ao enfisema cirúrgico.[124]

Tabagismo e consumo de tabaco: O tabagismo e o consumo de tabaco podem prejudicar a oxigenação e a vascularização dos tecidos, levando a uma diminuição da resistência dos tecidos e a um atraso na cicatrização das feridas. Os fumadores podem ter um risco acrescido de enfisema cirúrgico devido ao comprometimento da integridade dos tecidos e da capacidade de cicatrização.[124]

História cirúrgica anterior: Os pacientes com história de cirurgia oral ou maxilofacial podem ter uma arquitetura tecidular alterada ou formação de tecido cicatricial, o que pode predispor ao enfisema cirúrgico. As aderências ou a fibrose tecidular de cirurgias anteriores podem criar desafios anatómicos durante procedimentos dentários subsequentes.[124]

Factores de risco relacionados com o procedimento para enfisema cirúrgico

Dificuldade de extração: As extracções dentárias complexas, particularmente as que envolvem dentes impactados ou severamente cariados, apresentam um risco mais elevado de enfisema cirúrgico. A maior dificuldade destas extracções pode levar a manobras mais vigorosas, aumentando a probabilidade de perfuração inadvertida do osso alveolar e subsequente entrada de ar nos tecidos moles[121].

Utilização de peças de mão de alta velocidade: As peças de mão dentárias de alta velocidade utilizadas para preparações dentárias ou outros procedimentos podem gerar pulverização de ar e água. Se estes instrumentos entrarem em contacto com tecidos moles ou se o campo operatório for inadequadamente isolado, o ar e a água podem ser forçados a entrar nos tecidos circundantes, provocando enfisema cirúrgico.[122]

Procedimentos endodônticos: Durante os procedimentos endodônticos, como o tratamento do canal radicular , existe o risco de introdução de ar nos tecidos periapicais. Isto pode ocorrer se houver uma perfuração do sistema de canais radiculares ou se o ar for inadvertidamente injetado na região periapical durante a irrigação ou a obturação.[122]

Lesões traumáticas: Os traumatismos na região oral e maxilofacial, como fracturas faciais ou lacerações envolvendo a mucosa oral, podem criar comunicação entre a cavidade oral e os tecidos moles circundantes. Esta comunicação permite que o ar da cavidade oral entre nos tecidos moles, levando potencialmente ao enfisema cirúrgico.[122]

Técnica ou instrumentação inadequadas: Uma técnica ou instrumentação inadequada durante os procedimentos dentários pode aumentar o risco de traumatismo dos tecidos moles e subsequente enfisema cirúrgico. Isto pode incluir força excessiva, angulação inadequada dos instrumentos ou contacto inadvertido com os tecidos moles[122].

Tanto os factores relacionados com o doente como os factores relacionados com o procedimento contribuem para o risco de enfisema cirúrgico durante os procedimentos dentários. Compreender e identificar estes factores de risco é essencial para que os médicos dentistas possam antecipar, prevenir e gerir eficazmente esta complicação rara, mas potencialmente grave. A avaliação pré-operatória, a técnica adequada e a monitorização vigilante durante os procedimentos são cruciais para mitigar o risco de enfisema cirúrgico e garantir resultados óptimos para o paciente.[122]

<u>Utilização incorrecta das irrigações</u>

O peróxido de hidrogénio a 3% (água oxigenada, H2O2) pode ser utilizado pela sua atividade anti-anaeróbia, cauterização química de pequenos vasos e irrigação eficaz de feridas. Se o peróxido de hidrogénio for injetado nos tecidos ou se entrar numa ferida com força suficiente, pode reagir com os fluidos presentes nos tecidos e libertar bolhas de oxigénio. Estas bolhas podem ficar presas nos tecidos, levando ao enfisema tecidular.[122]

O enfisema tecidular causado pelo peróxido de hidrogénio é uma complicação rara, mas pode ocorrer, particularmente se o peróxido de hidrogénio for utilizado de forma inadequada, como em concentrações elevadas ou em grandes volumes.[122]

5.4.2.3. <u>APRESENTAÇÃO CLÍNICA DO ENFISEMA CIRÚRGICO</u>

<u>Enfisema subcutâneo (Crepitação)</u>

O sinal caraterístico do enfisema cirúrgico é a presença de ar subcutâneo palpável, frequentemente descrito como uma sensação de "crepitação" conhecida como crepitus (Figura 5.29). A crepitação pode ser sentida à palpação da área afetada e pode estender-se para além do local imediato de entrada de ar.[123]

Localização do crepitação: O crepitação no enfisema cirúrgico é tipicamente palpável nos tecidos subcutâneos da área afetada. Pode estender-se para além do local imediato de entrada de ar, seguindo planos fasciais e percursos anatómicos[122].

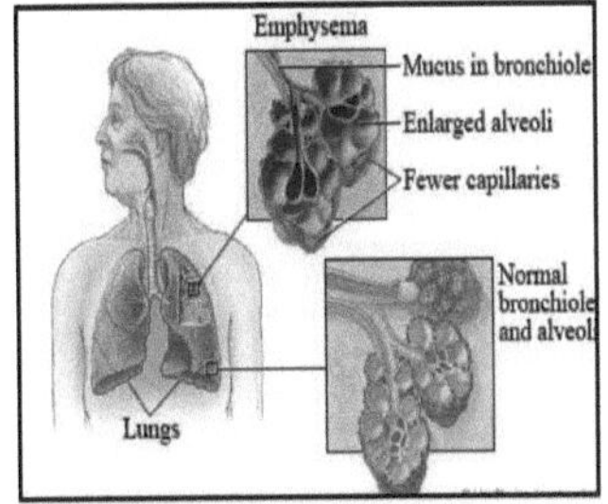

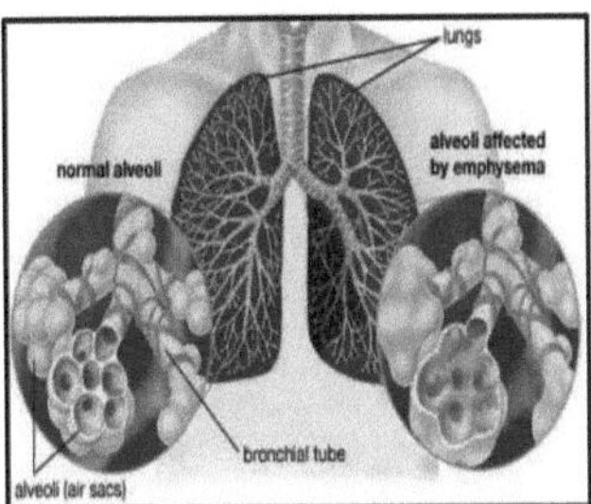

Fig.5.29: (a) bronquíolo e alvéolos normais nos pulmões (b) alvéolos afectados por enfisema.

Inchaço dos tecidos moles

O enfisema cirúrgico pode apresentar-se com edema localizado ou difuso na área afetada. O inchaço pode ser indolor ou estar associado a desconforto ou sensibilidade.[124]

Inchaço facial ou do pescoço

Nos casos em que o ar se acumula nos tecidos moles faciais ou cervicais, os pacientes podem apresentar um inchaço visível na face, no pescoço ou na região periorbital. Este inchaço pode ser acompanhado por uma sensação de plenitude ou aperto.[123]

Amplitude de movimento limitada

Dependendo da extensão da distensão dos tecidos moles, os doentes podem sentir uma limitação da amplitude de movimento na área afetada. Esta limitação pode dever-se ao desconforto ou à obstrução mecânica causada pelo ar acumulado.[123]

Sintomas respiratórios (em casos graves)

Os doentes com envolvimento das vias aéreas ou do mediastino podem apresentar sintomas respiratórios como falta de ar, dispneia, estridor ou rouquidão. Estes sintomas sugerem um potencial compromisso das vias aéreas e requerem uma avaliação urgente.[123]

<u>Dor facial ou oral</u>

O enfisema cirúrgico pode ser acompanhado de dor ou desconforto localizado na região facial ou oral. A dor pode ser surda ou aguda e pode piorar com o movimento ou a palpação. A apresentação clínica do enfisema cirúrgico é caracterizada por ar subcutâneo palpável (crepitação), inchaço dos tecidos moles e, em casos graves, sintomas respiratórios ou dor facial/oral. O reconhecimento destes sinais e sintomas é essencial para o diagnóstico imediato e o tratamento adequado do enfisema cirúrgico. O diagnóstico diferencial envolve distinguir o enfisema cirúrgico de outras condições que apresentam sinais semelhantes, tais como celulite, angioedema ou fracturas faciais.[123]

5.4.2.3. <u>ABORDAGEM DIAGNÓSTICA DO ENFISEMA CIRÚRGICO</u>

<u>Técnicas de exame clínico para enfisema cirúrgico</u>

Palpação: A palpação da área afetada é crucial para identificar ar subcutâneo palpável (crepitação), que é um sinal caraterístico do enfisema cirúrgico.[123]

Enfisema subcutâneo (crepitação): A crepitação pode estar presente na região facial, no pescoço ou noutras áreas de tecidos moles adjacentes ao local de entrada de ar. A palpação suave deve ser efectuada sistematicamente nestas regiões para detetar áreas de crepitação.[124]

Inchaço dos tecidos moles: A palpação também pode ajudar a avaliar o inchaço dos tecidos moles na área afetada. As áreas de inchaço localizado ou difuso podem ser palpáveis e devem ser cuidadosamente avaliadas quanto à sensibilidade, consistência e extensão [124].

<u>Inspeção visual</u>

Regiões facial e cervical: A inspeção visual da face, do pescoço e da cavidade oral é essencial para avaliar sinais visíveis de inchaço, distensão ou assimetria. [124]

A observação cuidadosa das expressões faciais do paciente e quaisquer sinais de desconforto podem fornecer pistas diagnósticas adicionais. O inchaço pode ser evidente na região periorbital, bochechas, lábios ou pescoço, dependendo da localização e extensão do enfisema cirúrgico.[124]

Avaliação da amplitude de movimentos: A avaliação da amplitude de movimento do doente na área afetada pode ajudar a avaliar a extensão do envolvimento dos tecidos moles. Uma amplitude de movimentos limitada pode indicar obstrução mecânica ou desconforto devido a enfisema cirúrgico. Os doentes devem ser encorajados a efetuar movimentos suaves, como abrir e fechar a boca ou virar a cabeça, para avaliar quaisquer restrições ou desconforto.[124]

Avaliação dos sintomas respiratórios (em casos graves): Nos casos em que há suspeita de comprometimento das vias aéreas ou envolvimento do mediastino, é crucial uma avaliação cuidadosa dos sintomas respiratórios. Os doentes podem apresentar-se com falta de ar, dispneia, estridor ou rouquidão. Quaisquer sinais de dificuldade respiratória devem suscitar atenção imediata e consideração do tratamento urgente das vias aéreas.[124]

As técnicas de exame clínico, incluindo a palpação, a inspeção visual, a avaliação da amplitude de movimentos e a avaliação dos sintomas respiratórios, são essenciais para o diagnóstico do enfisema cirúrgico. A palpação para detetar crepitação é uma manobra de diagnóstico fundamental, juntamente com a inspeção visual para detetar sinais de inchaço ou assimetria. A avaliação da amplitude de movimento ajuda a avaliar o impacto funcional do envolvimento dos tecidos moles, enquanto a avaliação dos sintomas respiratórios é crucial para identificar os casos graves que requerem intervenção urgente. Um exame clínico minucioso fornece informações diagnósticas valiosas e orienta as decisões de tratamento adicionais para pacientes com suspeita de enfisema cirúrgico.[125]

<u>Avaliação radiográfica do enfisema cirúrgico</u>

A avaliação radiográfica desempenha um papel importante no diagnóstico e avaliação do enfisema cirúrgico.[124]

Radiografias periapicais ou panorâmicas: As radiografias periapicais ou panorâmicas são normalmente utilizadas em ambientes dentários para avaliar os dentes, as estruturas de suporte e os tecidos circundantes. Estas radiografias podem ajudar a identificar potenciais fontes de entrada de ar, tais como infecções dentárias, patologia periapical ou defeitos ósseos resultantes de traumatismos ou procedimentos dentários. As radiografias periapicais podem revelar radiolucência periapical associada a infecções odontogénicas, que podem predispor os pacientes a enfisema cirúrgico[124].

Radiografia do tórax (radiografia do tórax): A radiografia de tórax é útil para avaliar a cavidade torácica, incluindo o mediastino e os campos pulmonares. Esta modalidade de imagem ajuda a avaliar potenciais complicações do enfisema cirúrgico, como pneumomediastino ou pneumotórax.[124]

Imagens de tomografia computorizada (TC): A tomografia computadorizada fornece imagens transversais detalhadas da cabeça, pescoço e tórax, oferecendo uma visualização superior dos tecidos moles e da distribuição do ar. As tomografias computadorizadas são valiosas para avaliar a extensão e a localização do enfisema cirúrgico, identificando fontes potenciais de entrada de ar e avaliando as complicações associadas.[124]

Achados: Os achados tomográficos do enfisema cirúrgico podem incluir a presença de ar nos tecidos moles, nos planos fasciais ou no mediastino. Os exames de TC podem delinear a extensão da acumulação de ar e fornecer informações sobre as vias anatómicas da migração de ar , ajudando a orientar outras decisões de gestão.[122]

Ultrassonografia: pode ser utilizada como modalidade de imagem para avaliar o ar subcutâneo e as anomalias dos tecidos moles. Embora não seja tão abrangente como a TC, a ecografia pode fornecer uma visualização em tempo real do crepitar e ajudar a orientar a aspiração por agulha ou os procedimentos de drenagem, se indicado.[122]

Achados: Os achados ultra-sonográficos podem incluir a presença de áreas hiperecóicas representando ar subcutâneo ou espessamento de tecidos moles sugestivo de inflamação ou edema.[122]

A avaliação radiográfica, incluindo radiografias periapicais ou panorâmicas, radiografia torácica, tomografia computadorizada e ultrassonografia, desempenha um papel crucial no diagnóstico e na avaliação do enfisema cirúrgico. Estas modalidades de imagem ajudam a visualizar a extensão e a distribuição do ar nos tecidos moles, a identificar potenciais fontes de entrada de ar e a avaliar as complicações associadas. Dependendo da apresentação clínica e da suspeita de gravidade do enfisema cirúrgico, devem ser selecionados estudos radiográficos adequados para orientar as decisões de gestão adicionais e otimizar os cuidados do doente.[122]

5.4.2.4. <u>ESTRATÉGIAS DE GESTÃO DO ENFISEMA CIRÚRGICO</u>

<u>Opções de tratamento conservador para enfisema cirúrgico</u>

Observação e monitorização: Os doentes com enfisema cirúrgico ligeiro a moderado são frequentemente tratados de forma conservadora através de uma observação atenta e da monitorização dos sintomas. A observação permite que os profissionais de saúde avaliem a progressão do enfisema, monitorizem os sinais de agravamento dos sintomas e determinem a necessidade de intervenções adicionais.[122]

Tratamento sintomático: Podem ser prescritos medicamentos analgésicos, como o acetaminofeno (paracetamol) ou anti-inflamatórios não esteróides (AINEs) como o ibuprofeno, para aliviar o desconforto associado ao enfisema cirúrgico. O objetivo é melhorar o conforto do doente, permitindo ao mesmo tempo que o corpo absorva naturalmente o ar retido.[122]

Agentes anti-inflamatórios: Os medicamentos anti-inflamatórios podem ajudar a reduzir o inchaço e a inflamação nos tecidos afectados, aliviando assim os sintomas associados. Estes medicamentos podem incluir corticosteróides, sob a forma oral ou tópica, para atenuar as respostas inflamatórias e promover a cicatrização dos tecidos[122].

Evitar os factores agravantes: Educar os doentes sobre as actividades que podem exacerbar o enfisema cirúrgico é essencial para facilitar a auto-gestão e promover a recuperação. Os doentes devem ser aconselhados a evitar acções que aumentem a pressão intra-oral ou intratorácica, como assoar o nariz com força, tossir ou fazer esforço durante os movimentos intestinais.[122]

Medidas de repouso e conforto: Aconselhar os doentes a descansar e a minimizar o esforço físico pode ajudar a reduzir o risco de exacerbação dos sintomas associados ao enfisema cirúrgico. O repouso adequado permite que o corpo concentre a sua energia nos processos naturais de cura e na absorção do ar retido.[1] A adoção de medidas de conforto, como a aplicação de compressas frias ou quentes na área afetada, pode ajudar a aliviar o desconforto e a promover o relaxamento. Os doentes podem encontrar alívio dos sintomas adoptando posições confortáveis e evitando actividades que agravem a dor ou o inchaço.[122]

As opções de gestão conservadora para o enfisema cirúrgico centram-se no alívio dos sintomas, na observação e na prevenção de factores de exacerbação, permitindo ao organismo resolver naturalmente a doença. A observação atenta, o tratamento sintomático, a educação do doente e o repouso são componentes essenciais da gestão conservadora. Embora as medidas conservadoras possam ser suficientes para casos ligeiros a moderados, os casos graves ou sintomáticos podem exigir intervenções adicionais, incluindo descompressão ou drenagem cirúrgica.[122]

Intervenção cirúrgica quando necessária para enfisema cirúrgico

Quando as opções de tratamento conservador são insuficientes ou quando o enfisema cirúrgico apresenta sintomas ou complicações graves, pode ser necessária uma intervenção cirúrgica.[112]

Eis as principais intervenções cirúrgicas utilizadas para o enfisema cirúrgico:

Aspiração ou drenagem com agulha: A aspiração ou drenagem por agulha é efectuada para evacuar o ar retido nos tecidos subcutâneos, aliviando a tensão e o desconforto associados ao enfisema cirúrgico.[112]

Procedimento: Uma agulha é inserida na área afetada em condições estéreis e o ar acumulado é aspirado com uma seringa. Podem ser utilizados vários locais de punção para aceder a diferentes áreas de enfisema, dependendo da extensão do envolvimento.[112]

Considerações: A aspiração ou drenagem com agulha é um procedimento minimamente invasivo que pode proporcionar alívio imediato dos sintomas. É necessário ter cuidado para evitar lesões nas estruturas subjacentes e deve ser observada uma técnica estéril adequada para evitar infecções.[112]

Descompressão cirúrgica: A descompressão cirúrgica envolve a criação de incisões ou a libertação de planos de tecido para permitir a saída do ar aprisionado e aliviar a distensão do tecido.[122]

Procedimento: São feitas incisões na área afetada, normalmente ao longo dos planos naturais dos tecidos, para facilitar a evacuação do ar. Pode ser efectuada a libertação de tecido subcutâneo para aliviar a tensão e evitar a progressão do enfisema.[122]

Considerações: A descompressão cirúrgica é indicada para casos graves ou de progressão rápida de enfisema cirúrgico que não respondem ao tratamento conservador. Um planeamento cuidadoso e uma técnica cirúrgica precisa são essenciais para minimizar o risco de complicações e obter resultados óptimos.[122]

Controlo das vias aéreas (em casos de comprometimento das vias aéreas): Em casos raros em que o enfisema cirúrgico leva ao comprometimento das vias aéreas ou a dificuldades respiratórias, pode ser necessária uma gestão urgente das vias aéreas para garantir uma ventilação e oxigenação adequadas.[122]

Intervenções: A intubação endotraqueal ou o estabelecimento cirúrgico da via aérea (por exemplo, cricotiroidotomia) podem ser efectuados para fixar a via aérea e fornecer suporte ventilatório. Estas intervenções são normalmente realizadas por profissionais de saúde experientes num ambiente controlado, como um bloco operatório ou um serviço de urgência.[123]

Prevenção de complicações: Monitorização e cuidados de apoio - Os doentes submetidos a intervenção cirúrgica para enfisema requerem uma monitorização atenta dos sinais vitais, oxigenação e estado respiratório. As medidas de cuidados de apoio, como oxigénio suplementar e fluidos intravenosos, podem ser fornecidas conforme necessário para otimizar os resultados do doente.[122]

A gestão do enfisema cirúrgico em ambientes dentários envolve uma combinação de medidas conservadoras, intervenção cirúrgica, quando necessário, e estratégias de prevenção durante os procedimentos dentários. As opções de gestão conservadora centram-se na observação, tratamento sintomático e educação do doente, enquanto a intervenção cirúrgica pode ser necessária para casos graves ou sintomáticos. As estratégias de prevenção enfatizam a técnica adequada, as técnicas de isolamento e a avaliação pré-operatória para minimizar o risco de enfisema cirúrgico durante os procedimentos dentários. A gestão e a prevenção eficazes do enfisema cirúrgico dependem de uma abordagem multidisciplinar que envolva médicos dentistas, cirurgiões orais e profissionais médicos para garantir um tratamento e resultados óptimos para o doente[122].

O enfisema cirúrgico representa uma potencial complicação em procedimentos odontológicos, particularmente em contextos endodônticos e cirúrgicos. Esta condição, caracterizada pela infiltração de ar nos tecidos moles, pode manifestar-se com ar subcutâneo palpável, inchaço e desconforto. O diagnóstico baseia-se num exame clínico minucioso e numa avaliação radiográfica, frequentemente envolvendo radiografias periapicais ou imagens de TC[122].

As estratégias de gestão do enfisema cirúrgico vão desde medidas conservadoras, como a observação e o tratamento sintomático, até intervenções cirúrgicas, como a aspiração por agulha ou a descompressão em casos graves. A prevenção através de uma técnica correta, métodos de isolamento e avaliação do doente é crucial para minimizar o risco de ocorrência.[123]

Os médicos dentistas devem manter-se conscientes e vigilantes relativamente aos sinais, sintomas e gestão do enfisema cirúrgico. A educação contínua, a sensibilização para os factores de risco dos doentes e a adesão às melhores práticas nos procedimentos dentários são essenciais para prevenir e gerir eficazmente esta complicação.[124]

5.4.3 LUXAÇÃO DA ARTICULAÇÃO TROMPROMANDIBULAR

A articulação temporomandibular (ATM) é uma articulação especializada entre a mandíbula e o osso temporal do crânio. O côndilo da mandíbula articula-se bilateralmente numa concavidade conhecida como fossa glenoide ou fossa mandibular (Figura 5.30). Biomecânica da articulação temporomandibular sob controlo neuromuscular, compreendendo os músculos da mastigação, os ligamentos a ela associados e a transmissão neural realizada pela divisão mandibular do nervo trigémeo.[125]

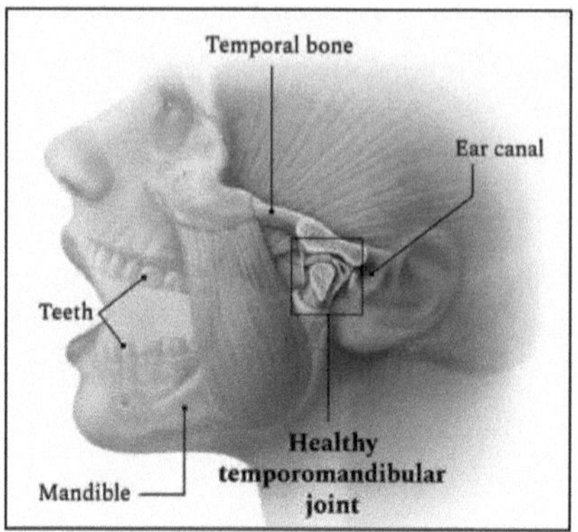

Fig.5.30: mostrando uma articulação temporomandibular saudável

5.4.3.1. <u>ANATOMIA DA ARTICULAÇÃO TEMPOROMANDIBULAR</u>

A articulação temporomandibular é constituída por vários componentes-chave, cada um contribuindo para a sua intrincada funcionalidade.[125]

Superfícies articulares: O côndilo mandibular articula-se com a fossa mandibular do osso temporal, formando a interface articular primária. As superfícies articulares são revestidas por fibrocartilagem, proporcionando movimento suave e distribuição de carga.[125]

Disco Articular: Posicionado entre o côndilo mandibular e o osso temporal, o disco articular divide a articulação em compartimentos superior e inferior. Esta estrutura fibrosa absorve o choque, distribui as forças e assegura a estabilidade durante o movimento da mandíbula.[125]

Ligamentos: Os ligamentos que envolvem a articulação temporomandibular, incluindo o ligamento lateral e o ligamento temporomandibular, reforçam a cápsula articular e fornecem suporte estrutural. Estes ligamentos desempenham um papel crucial na estabilização da articulação e na prevenção de deslocamentos excessivos (Figura 5.31).[125]

Músculos: Vários músculos, incluindo o temporal, o masseter e o pterigoide lateral, exercem controlo sobre o movimento e a função da mandíbula. A contração e o relaxamento coordenados destes músculos permitem a manipulação precisa da mandíbula durante actividades como a mastigação e a fala.[125]

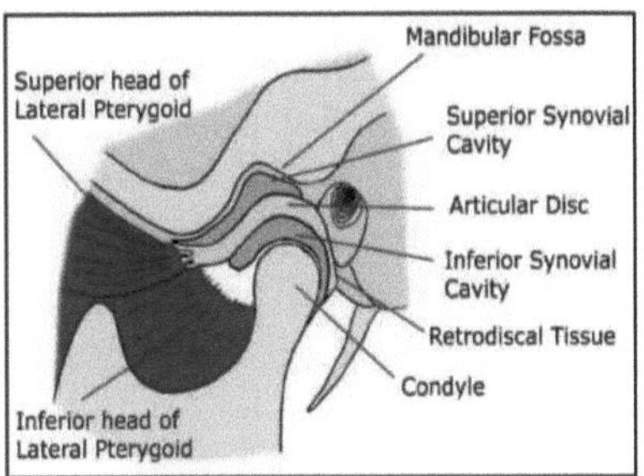

Fig.5.31: Anatomia da articulação temporomandibular

5.4.3.2. <u>DEFINIÇÃO E CLASSIFICAÇÃO DA LUXAÇÃO DA ARTICULAÇÃO TEMPOROMANDIBULAR</u>

Os distúrbios de hipermobilidade da articulação temporomandibular (ATM) apresentam-se sob duas formas principais:

- A luxação refere-se ao fenómeno em que o côndilo é deslocado para fora da fossa glenoide e atravessa a frente da eminência articular[126].

- A subluxação é a condição em que o côndilo deslocado pode ser reduzido de volta à posição normal pelo próprio doente, sem qualquer assistência profissional. O côndilo pode ser deslocado quer anteriormente, quer posteriormente, quer medialmente, quer lateralmente, sendo a deslocação anterior a mais comum.

A incidência da luxação da articulação temporomandibular constitui cerca de 3% das luxações que ocorrem noutras articulações do corpo, com predileção pelo sexo feminino. A incidência relatada de luxação da articulação temporomandibular é de 7%, com preponderância em pessoas na segunda e terceira décadas A luxação da articulação temporomandibular refere-se à deslocação anormal do côndilo mandibular da sua posição normal dentro da fossa mandibular do osso temporal (Figura 5.32).[127]

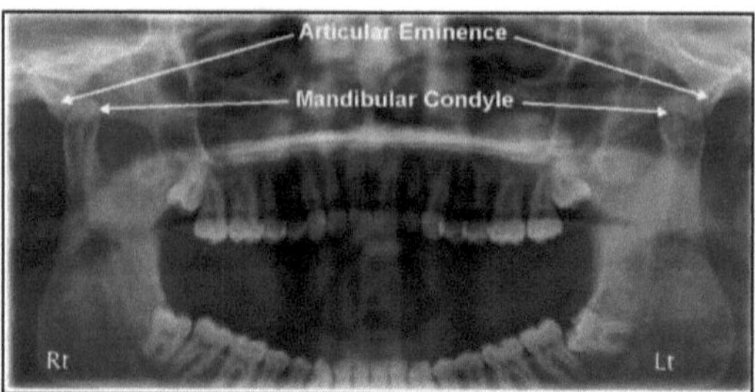

Fig.5.32: A radiografia mostra uma luxação bilateral da mandíbula.

5.4.3.4. <u>CLASSIFICAÇÃO DA DESLOCAÇÃO</u>

Pode ser classificada em dois tipos principais

<u>Luxação Anterior:</u> É o tipo mais comum de luxação da articulação temporomandibular, caracterizada pelo deslocamento anterior do côndilo mandibular para além da eminência articular.[127]

<u>Luxação posterior:</u> Neste tipo menos comum, o côndilo mandibular desloca-se posteriormente, ficando muitas vezes preso sob a eminência articular. A luxação posterior pode resultar da manipulação forçada da mandíbula ou da abertura extrema da boca, levando ao deslocamento do côndilo em direção posterior (Figura 5.33).[127]

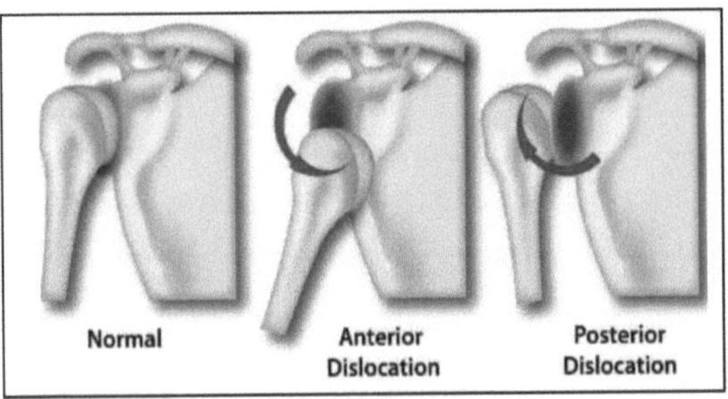

Fig. 33: Tipo de deslocação

<u>Deslocação lateral:</u> A luxação lateral da articulação tempromandibular implica que o côndilo mandibular se deslocou excessivamente para um lado, para além da sua amplitude normal de movimento, e ficou alojado ou deslocado nesse local. Embora as luxações laterais da articulação temporomandibular possam ocorrer, são menos frequentemente registadas em comparação com as luxações anteriores e posteriores (Figura 5.34).[128]

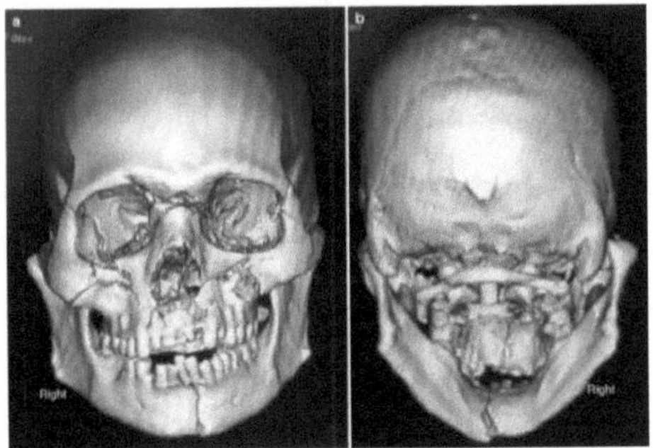

Fig.5.35: Mostra a luxação lateral do côndilo (a) vista frontal mostrando a luxação lateral no lado direito (b) posterior mostrando a luxação lateral no lado direito

5.4.3.5. ETIOPATOGÉNESE

Foram descritas várias causas na etiopatogénese da luxação da articulação temporomandibular, incluindo congénita, iatrogénica, aberrações anatómicas, espontânea, farmacológica, neurológica, neuromuscular, etc. O diagnóstico correto da etiologia é importante para instituir um tratamento específico para o problema[129].

- Traumatismos: Os traumatismos diretos na mandíbula ou na articulação temporomandibular, como acidentes ou pancadas na cara, podem provocar uma luxação.

- Abertura excessiva da boca: A abertura forçada ou prolongada da boca, como acontece durante o bocejo, procedimentos dentários ou mesmo durante a fala prolongada, pode aumentar o risco de deslocação da articulação tempromandibular.

- Fraqueza ou Disfunção Muscular: A fraqueza ou disfunção dos músculos responsáveis pelo movimento da mandíbula, incluindo os músculos masseter, temporal e pterigoide lateral, pode predispor os indivíduos à luxação da articulação temporomandibular.

- Distúrbios do tecido conjuntivo: As condições que afectam os tecidos conjuntivos da articulação temporomandibular, tais como distúrbios de hipermobilidade ou laxidez ligamentar, podem aumentar a probabilidade de luxação da articulação temporomandibular.

Factores anatómicos: Anormalidades estruturais ou variações na anatomia da articulação temporomandibular, como fossa mandibular rasa ou morfologia anormal do disco articular, também podem contribuir para a instabilidade e luxação da articulação temporomandibular.[128]

5.4.3.6. <u>APRESENTAÇÃO CLÍNICA E SINTOMAS</u>

A apresentação clínica e os sintomas da luxação da articulação temporomandibular (ATM) podem variar consoante a gravidade da luxação, as causas subjacentes e os factores individuais do doente.[122]

Os sinais e sintomas clínicos são os seguintes: - Movimento limitado da mandíbula, dor, bloqueio da mandíbula, ruídos articulares audíveis, dificuldade em mastigar e falar, sintomas de disfunção da articulação tempromandibular.[122]

É importante que os profissionais de saúde reconheçam estes sinais e sintomas clínicos da luxação da articulação temporomandibular para facilitar o diagnóstico imediato e a gestão adequada. Pode ser necessária uma avaliação exaustiva, incluindo uma história clínica completa, exame físico e estudos imagiológicos, para confirmar o diagnóstico e desenvolver um plano de tratamento individualizado para cada doente.[126]

5.4.3.7. IMPORTÂNCIA DE ABORDAR A DESLOCAÇÃO DA TMJ DURANTE
PROCEDIMENTOS ENDODÔNTICOS:

A luxação da articulação temporomandibular (ATM) representa uma preocupação crítica durante os procedimentos endodônticos devido ao seu potencial para comprometer o conforto do paciente e levar a complicações. A abordagem imediata da luxação da articulação temporomandibular é essencial para mitigar esses riscos e garantir o sucesso do tratamento dentário[126].

- Conforto e segurança do paciente

A deslocação da ATM pode causar um desconforto e angústia significativos ao paciente, provocando ansiedade e apreensão durante o procedimento dentário . Prontamente

O reconhecimento e a gestão da luxação da articulação temporomandibular são cruciais para aliviar a dor e restaurar o conforto do doente, melhorando assim a experiência dentária global e promovendo um resultado positivo do tratamento.

• Prevenção de novas deslocações

Se a luxação da ATM não for tratada prontamente, pode resultar num maior deslocamento da mandíbula, exacerbando a condição e complicando as intervenções dentárias subsequentes. A intervenção imediata pode ajudar a estabilizar a articulação da mandíbula e evitar deslocamentos adicionais, minimizando o risco de complicações e facilitando a continuação da terapia endodôntica sem interrupção.

- Risco de danos nos tecidos

  A deslocação prolongada da ATM pode levar a danos nos tecidos, incluindo o estiramento ou rotura de ligamentos, músculos e outros tecidos moles que rodeiam a articulação. Uma intervenção atempada reduz a probabilidade de lesão dos tecidos e promove uma cicatrização óptima, preservando a integridade estrutural da articulação temporomandibular e minimizando o potencial de sequelas a longo prazo.

- Resultado ótimo do tratamento

  A resolução atempada da luxação da articulação tempromandibular assegura a progressão suave da terapia endodôntica, permitindo que o dentista se concentre na prestação de cuidados de elevada qualidade sem interrupções ou atrasos. Ao gerir eficazmente a luxação da articulação tempromandibular, os médicos podem otimizar os resultados do tratamento e minimizar a probabilidade de complicações pós-operatórias, aumentando a satisfação do paciente e facilitando a conclusão bem sucedida do tratamento.

Em resumo, abordar prontamente a luxação da articulação temporomandibular durante os procedimentos endodônticos é essencial para garantir o conforto do paciente, prevenir complicações e otimizar os resultados do tratamento. Os dentistas devem manter-se vigilantes e preparados para gerir eficazmente as emergências relacionadas com a articulação tempromandibular, dando prioridade à segurança e ao bem-estar do doente durante todo o processo de tratamento dentário.[126]

5.4.3.8. <u>IDENTIFICAÇÃO DA DESLOCAÇÃO DO TMJ DURANTE A ENDODONTIA</u>
<u>TERAPIA</u>:

Identificar a luxação da ATM durante a terapia endodôntica é crucial para garantir a segurança do paciente, o conforto e a conclusão bem-sucedida do procedimento dentário. Aqui estão os sinais, sintomas e estratégias para reconhecer a luxação da articulação temporomandibular durante os procedimentos endodônticos[126]

<u>Sinais e sintomas a ter em conta durante os procedimentos endodônticos:</u>

- Movimento limitado da mandíbula: Observar a dificuldade ou incapacidade do doente para fechar completamente a boca ou mover o maxilar para a sua posição normal.
- Dor ou desconforto: Os doentes podem manifestar desconforto ou dor na zona da articulação temporomandibular, que pode piorar com o movimento da mandíbula ou quando é aplicada pressão sobre a articulação.
- Ruídos articulares audíveis: Deteção de estalidos, estalidos ou sons de trituração durante o movimento do maxilar, que podem indicar disfunção ou deslocação da articulação.
- Assimetria facial: Registar qualquer assimetria ou desvio visível da linha do maxilar, em especial se um dos lados da face parecer inchado ou saliente devido a uma deslocação da articulação temporomandibular.
- Espasmo muscular: Observar sinais de espasmo muscular ou de contracções involuntárias dos músculos do maxilar, que podem contribuir para a dor e para a restrição dos movimentos do maxilar.
- Desconforto do doente: Prestar atenção a quaisquer sinais de angústia, ansiedade ou comportamentos de evitamento do doente durante o procedimento dentário, que possam indicar desconforto ou dor subjacentes associados à deslocação da articulação temporomandibular.
- Mudança no padrão de mordida: Quaisquer alterações súbitas no padrão de mordida ou na oclusão do doente durante o procedimento podem sugerir uma deslocação da articulação temporomandibular .
- Incapacidade de fechar totalmente a boca: Se o doente não conseguir fechar corretamente a boca após a conclusão do procedimento, pode ser indicativo de uma luxação da articulação tempromandibular [126].

Estes sinais e sintomas podem nem sempre estar diretamente relacionados com a luxação da articulação temporomandibular, mas devem levar a uma investigação mais aprofundada e a uma maior consideração durante a terapia endodôntica. Se algum destes sinais for observado, é importante comunicar com o paciente, avaliar a situação cuidadosamente e, se necessário, procurar a assistência de um especialista para resolver o problema prontamente e garantir o conforto e a segurança do paciente durante o procedimento.[126]

<u>Importância da comunicação e observação do paciente:</u>

A comunicação e a observação do paciente são aspectos integrais da prestação de cuidados dentários de qualidade durante os procedimentos endodônticos, particularmente quando se considera a potencial ocorrência de luxação da articulação tempromandibular.[126]

- Deteção precoce de problemas: A comunicação eficaz com o doente permite que os dentistas compreendam quaisquer preocupações ou desconforto que possam estar a sentir durante o procedimento. A observação das reacções e do comportamento do doente pode ajudar a identificar sinais precoces de luxação da articulação temporomandibular ou outras complicações, permitindo uma intervenção e gestão atempadas.
- Maior conforto do paciente: Ao ouvir ativamente o feedback do paciente e ao observar as suas reacções, os dentistas podem resolver prontamente qualquer desconforto ou ansiedade, assegurando uma experiência mais confortável e positiva durante a terapia endodôntica.
- Otimização do tratamento: A comunicação com o paciente permite que os dentistas recolham informações importantes sobre o historial médico do paciente, experiências dentárias anteriores e preferências de tratamento, permitindo um plano de tratamento personalizado adaptado às suas necessidades e preocupações individuais.
- Construir confiança e relacionamento: A comunicação aberta promove uma relação de confiança e colaboração entre o dentista e o doente. Os pacientes que se sentem ouvidos, compreendidos e envolvidos nos seus cuidados têm mais probabilidades de se sentirem satisfeitos com o processo de tratamento

e de aderirem às instruções pós-operatórias, o que conduz a melhores resultados do tratamento.

- Educação preventiva: A comunicação com o paciente proporciona uma oportunidade para educar os indivíduos sobre a saúde da articulação tempromandibular, os potenciais riscos associados aos procedimentos dentários e as medidas preventivas que podem adotar para minimizar a probabilidade de luxação da articulação tempromandibular ou outras complicações. Dar conhecimentos aos pacientes permite-lhes tomar decisões informadas sobre a sua saúde oral e bem-estar.

- Segurança e gestão de riscos: Através de uma comunicação e observação eficazes, os dentistas podem identificar quaisquer factores de risco ou contra-indicações que possam afetar a segurança do procedimento. Isto permite a implementação de estratégias de gestão de risco adequadas para minimizar o potencial de eventos adversos ou complicações, incluindo a deslocação da articulação temporomandibular.

Mantendo uma comunicação aberta com os pacientes e observando cuidadosamente os seus sinais e sintomas durante a terapia endodôntica, os dentistas podem identificar e gerir eficazmente a luxação da articulação tempromandibular, promovendo o conforto e a segurança do paciente e resultados de tratamento bem sucedidos.[125]

5.4.3.9. <u>INVESTIGAÇÕES</u>

Ortopantomografia (OPG) (aberta e fechada): Esta é a modalidade de rastreio habitualmente utilizada para o exame da articulação temporomandibular. A morfologia do côndilo, da eminência articular e do espaço articular pode ser avaliada. A OPG de boca aberta mostra a posição do côndilo em relação à eminência articular (Figura 5.36) [126].

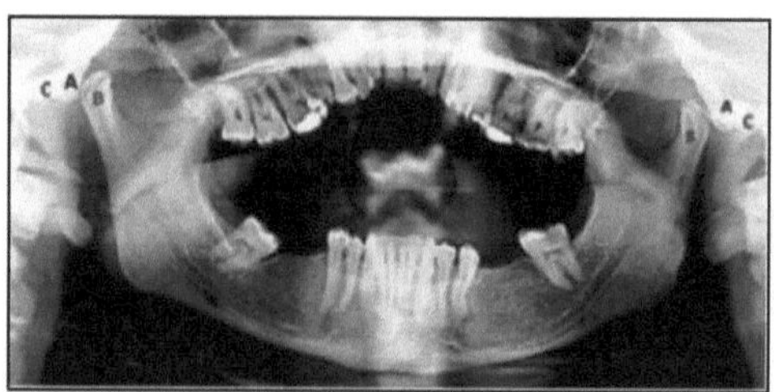

Fig.5.36: OPG demonstrando deslocação(a)Eminência articular(b)Côndilo em frente da eminência articular(C)Fossa glenoide

Tomograma da ATM: As imagens da articulação temporomandibular de boca aberta e fechada podem ser obtidas em diferentes cortes.[126]

Tomografia computorizada de feixe cónico: A TCFC facilita a medição exacta da altura, largura e comprimento do côndilo, bem como a inclinação da eminência articular.

Ressonância magnética (RM): a RM demonstra a morfologia dos tecidos moles, nomeadamente a forma do disco, a deslocação e a efusão da articulação frequentemente associada à luxação.[126]

Eletromiografia (EMG): A EMG avalia a atividade dos músculos que podem ser hipoactivos, normoactivos ou hiperactivos.[126]

Ultrassonografia (USG): A espessura e o comprimento dos músculos podem ser avaliados tanto em repouso como em aperto por USG.[126]

5.4.3.9. <u>TRATAMENTO DA LUXAÇÃO DA TMJ</u>

<u>Reconhecimento e resposta imediatos:</u>

Passos a seguir em caso de suspeita de luxação da articulação tempromandibular

- Interromper imediatamente o procedimento dentário.

- Avaliar os sintomas do doente e examinar a articulação temporomandibular para detetar sinais de deslocação.
- Comunicar com o doente para compreender o seu nível de desconforto e tranquilizá-lo.
- Se confirmado, proceder à estabilização temporária e considerar o encaminhamento para um especialista em ATM, se necessário.

Técnicas de confirmação do diagnóstico:

- Palpar a área da articulação temporomandibular para detetar sensibilidade, inchaço ou assimetria.
- Observar o movimento do maxilar do doente e avaliar a limitação da amplitude de movimento ou o posicionamento anormal do maxilar.
- Considerar a obtenção de radiografias dentárias (por exemplo, panorâmica ou imagem da articulação temporomandibular) para avaliar a posição do côndilo mandibular.[3]

Estabilização temporária

Métodos para estabilizar temporariamente a mandíbula: Guiar suavemente a mandíbula de volta à sua posição normal utilizando técnicas de manipulação manual, como a técnica "Navy" ou "Gentle". Aplicar gelo ou compressas frias na área da articulação temporomandibular para reduzir a inflamação e aliviar a dor. Considerar a prescrição de relaxantes musculares ou analgésicos para aliviar o espasmo muscular e o desconforto. [3] Utilização de blocos de mordida ou outros adereços durante o tratamento: Colocar blocos de mordida ou gaze enrolada entre os dentes para evitar mais movimentos da mandíbula e dar apoio à mandíbula. Utilizar calços dentários ou adereços bucais para manter a posição desejada da mandíbula e facilitar o acesso à área de tratamento durante a terapia endodôntica.[126]

Técnicas de gestão da deslocação

Tratamento da luxação aguda: A redução do côndilo deslocado representa um grande desafio. A redução é mais complicada com o espasmo muscular acompanhado que persiste durante mais tempo. Em situações difíceis, a redução pode ser facilitada com a ajuda de anestesia local, sedação consciente e anestesia geral. Após a redução, aconselha-se a utilização de uma ligadura de Barton, de uma cinta para o queixo ou de uma fixação intermaxilar durante 3-6 semanas, para evitar novas deslocações. Várias técnicas de redução têm sido utilizadas com diferentes taxas de sucesso[126].

- Técnica extra-oral: Na mandíbula deslocada, o processo coronoide vem para a frente, o que é fácil de palpar. De um lado, o polegar é posicionado sobre o processo coronoide, o que empurra a mandíbula para trás, enquanto os outros dedos estão localizados sobre o processo mastoide para exercer uma força contrária. No outro lado, a mandíbula é puxada mais para a frente com o polegar sobre a eminência malar e os restantes dedos sobre o ângulo mandibular. Puxar a mandíbula de um lado com o empurrão simultâneo da mandíbula do outro lado reduz a deslocação de um lado primeiro e depois, subsequentemente, do outro lado (Figura 5.37).[126]

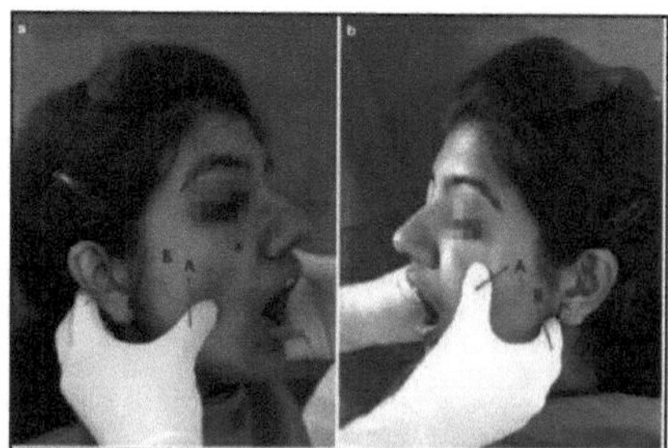

Fig.5.37: Método extra-oral para redução da luxação (a) polegar no processo coronoide (B) outro dedo no processo mastoide (b) A: polegar na eminência malar (b) outro dedo no ângulo da mandíbula.

- Técnica intra-oral: Técnica convencional-Método hipocrático/Nelaton - Este é o método convencional de redução da luxação aguda em que o médico se coloca em frente do doente, com o polegar colocado na crista oblíqua externa ou nos molares inferiores e os outros dedos posicionados ao longo do bordo inferior da mandíbula. Deve ser aplicada uma força constante para baixo, para trás e superior para reduzir o côndilo deslocado. O polegar deve ser protegido com uma tala de plástico ou com gaze enrolada à volta para evitar lesões no polegar enquanto se reduz a luxação (Figura 5.38).[126]

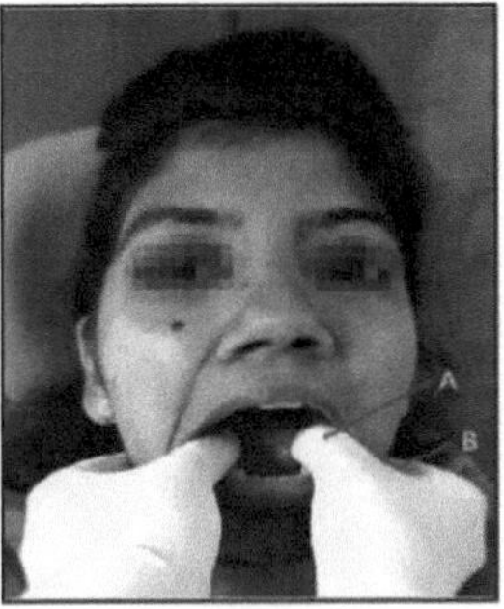

Fig.5.38: Método de Nelaton (a) Polegar intra-oralmente na superfície oclusal dos dentes inferiores (b) outro dedo na borda inferior do corpo e ângulo da mandíbula.

- Reflexo de Vómito - O reflexo de vómito é induzido pela sondagem do palato mole com um espelho bucal. Em indivíduos alertas, este reflexo relaxa o músculo pterigoide lateral através de actividades neuromusculares coordenadas que reduzem a deslocação de forma natural.[127]

- Método do Pivô do Pulso - Este método utiliza o mioespasmo existente dos elevadores para a redução. O polegar é colocado sob o queixo, enquanto os outros dedos são colocados sobre as superfícies oclusais dos dentes inferiores. De seguida, o polegar aplica um movimento ascendente e os outros dedos exercem uma força inferior concomitante, rodando o pulso. A vantagem dessa técnica é que ela utiliza a força criada pelos músculos da mastigação, em vez de superar essa força, como na técnica de Nelaton (Figura 5.39).[126]

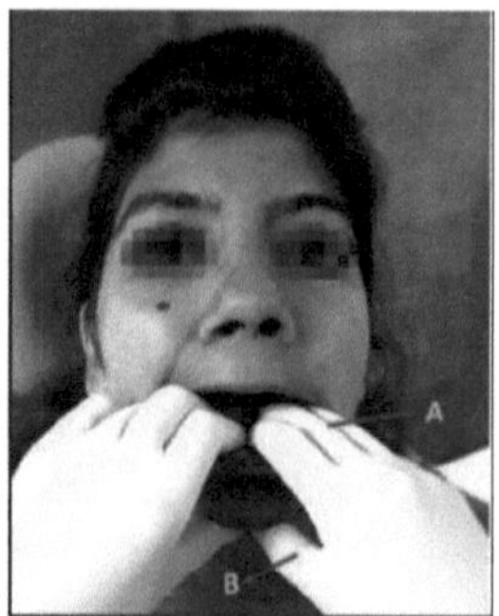

Fig.5.39: Método do pivot do pulso (a) outros dedos intra-oralmente na superfície oclusal dos dentes inferiores (b) polegar no queixo.

<u>Tratamento da luxação crónica</u>

- Métodos conservadores: Podem ser utilizados após a redução da luxação para evitar uma nova luxação, tais como: fisioterapia, fixação intermaxilar, cintas de queixo, ligadura de Barton, Kinesio taping. A fixação intermaxilar, a correia do queixo e a ligadura de Barton são efectuadas durante 4 semanas para induzir a fibrose dos tecidos moles em redor da articulação, de modo a evitar uma nova luxação.

- A fisioterapia, incluindo os ultra-sons e a terapia por infravermelhos, é aconselhada para reduzir a dor. São aconselhados exercícios isotónicos e isométricos para fortalecer os músculos envolvidos na função da articulação tempromandibular.

- Estimulação Nervosa Eléctrica Transcutânea (TENS) - é uma forma de terapia que utiliza correntes eléctricas de baixa tensão para aliviar a dor. Envolve a colocação de eléctrodos na pele sobre a área onde a dor é sentida. Estes eléctrodos estão ligados a um pequeno dispositivo alimentado por uma bateria que emite impulsos eléctricos. Além disso, a terapia de Estimulação Eléctrica Nervosa Transcutânea pode ser utilizada como parte de um plano de tratamento mais vasto para as perturbações da ATM. Trata-se de um método de analgesia seguro, não invasivo, eficaz e rápido (Figura 5.40).[126]

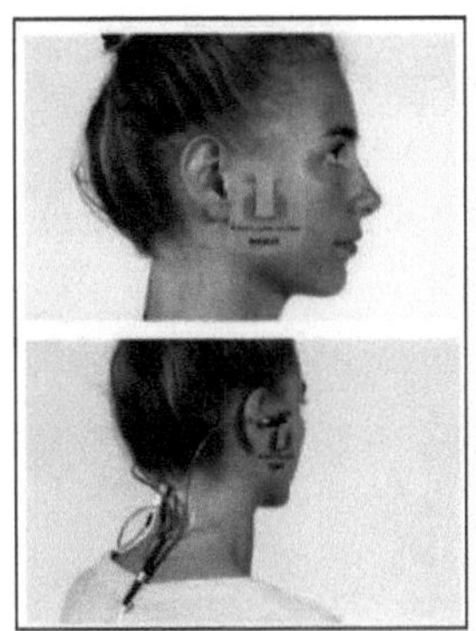
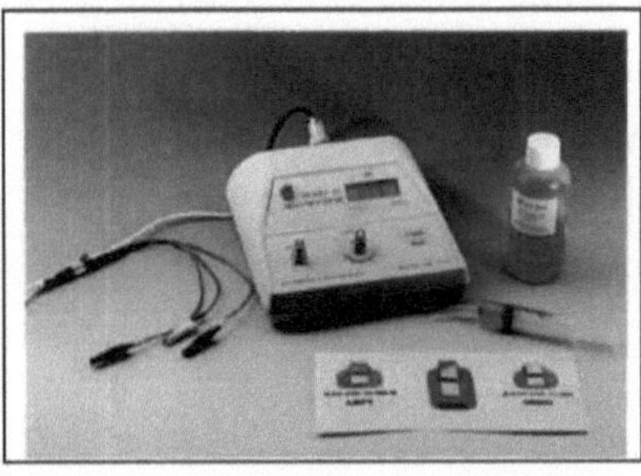

Fig. 5.40: Estimulação nervosa transcutânea para relaxamento muscular

- Kinesio taping - Nesta técnica, uma fita elástica fina actua levantando a pele, o que aumenta o fluxo sanguíneo e linfático, reduzindo assim a inflamação e a acumulação de mediadores da dor. Também ajuda a melhorar a função muscular e o realinhamento articular, que é utilizado na redução da luxação da articulação temporomandibular (Figura 5.41).[126]

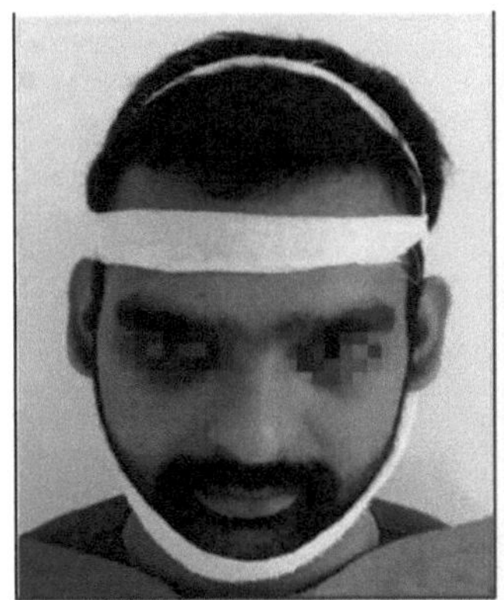
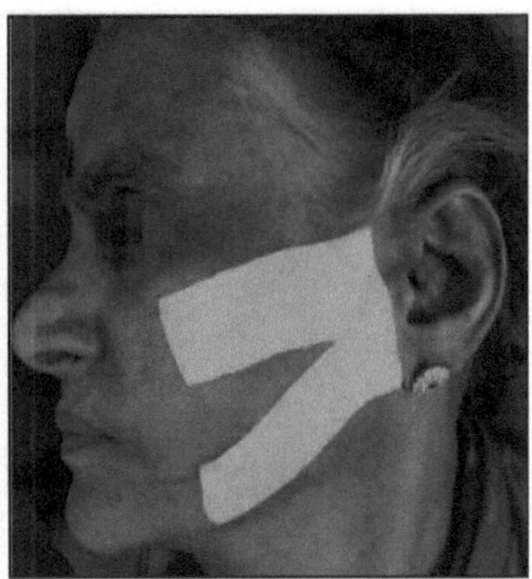

Fig.5.41: mostrando (a) ligadura de Barton (b) Kinesio taping

<u>Terapias adjuvantes</u>

- Injecções de Toxina Botulínica: As injecções de toxina botulínica nos músculos que rodeiam a articulação temporomandibular podem ajudar a reduzir a hiperatividade e a espasticidade do músculo , minimizando assim a dor no maxilar e prevenindo as contracções musculares involuntárias que podem contribuir para as luxações. Pode ser injetado em qualquer músculo mastigatório, mas a injeção no músculo pterigoide lateral é eficaz porque impede o movimento do côndilo para a frente. A dose utilizada é de 25-50 unidades de toxina botulínica. Pode ser injectada por via extra-oral ou intra-oral, com ou sem orientação EMG [127].

- Proloterapia: É também designada por terapia de injeção regenerativa. Consiste na injeção de soluções na articulação para estimular o potencial de regeneração. Existem várias soluções de proloterapia, como óleo de psílio, glicerina, fenol, etc., das quais a dextrose é a solução mais utilizada. Podem ser injectados 2 ml de dextrose a 10-50% no espaço articular e à sua volta. São necessárias injecções únicas ou múltiplas, consoante a gravidade da luxação (Figura 5.42). Esta técnica é indicada em caso de laxidez dos ligamentos e da cápsula. Induz uma inflamação de baixo grau que liberta factores de crescimento.[128] As soluções de proloterapia são dadas nos três pontos seguintes

A. Espaço articular posterior - palpar a depressão posterior ao côndilo quando a boca está aberta.

B. Fixação do disco ao músculo pterigoide lateral - depressão sentida anteriormente ao côndilo quando a boca está fechada.

C. Ponto sensível no tendão do masséter.

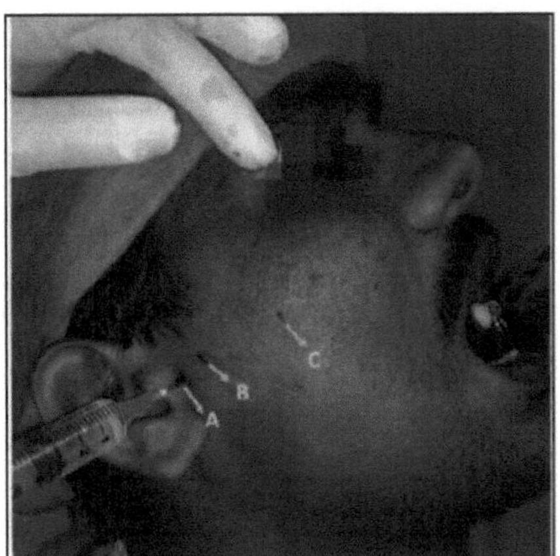

Fig. 5.42: Local de injeção para proloterapia (a) espaço articular posterior (b) fixação anterior do disco ao músculo pterigoide lateral (c) ponto mais sensível do músculo masseter

- Acupunctura: Alguns pacientes podem beneficiar da acupunctura como terapia complementar para aliviar a dor relacionada com a articulação temporomandibular, reduzir a tensão muscular e melhorar o bem-estar geral.[126]

- Apoio psicológico: As luxações crónicas da articulação tempromandibular podem ter um impacto significativo no bem-estar psicológico dos doentes. A oferta de aconselhamento, técnicas de gestão do stress ou o encaminhamento para um profissional de saúde mental podem ajudar os doentes a lidar com os aspectos emocionais da sua condição.[126]

Tratamento cirúrgico - Procedimento de aperto capsular

A articulação temporomandibular está completamente coberta por uma cápsula que se encontra fixada superiormente a toda a volta do bordo da fossa glenoide e inferiormente até ao colo do côndilo. Esta cápsula mantém os componentes da articulação em posição, sendo reforçada lateralmente pelo ligamento lateral. A cápsula frouxa é considerada uma das razões para a luxação da articulação temporomandibular. Por isso, são efectuados procedimentos de aperto capsular para resolver este problema[126].

- Capsulorrafia

Este procedimento foi implementado pela primeira vez no ano de 1907 por Perthes, que excisou uma porção da cápsula lateral e suturou-a em conjunto para aumentar a tensão da cápsula e, assim, restringir o côndilo. Mais tarde, foram propostas muitas modificações, incluindo a sutura da cápsula ao arco zigomático e a sobreposição da cápsula após a realização de uma incisão vertical na cápsula (fig. 5.43).[126]

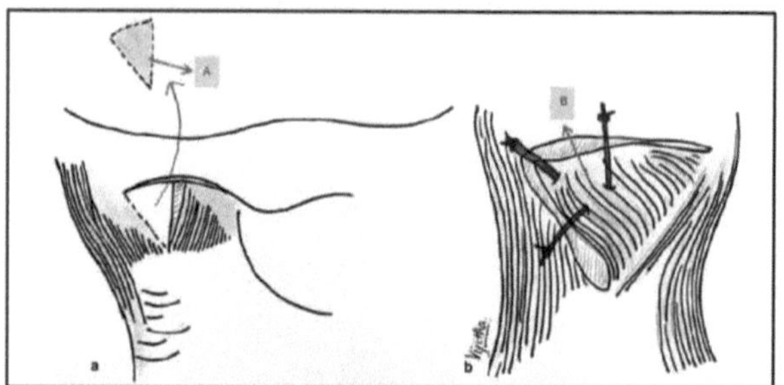

Fig. 5.43: Margem da mandíbula excisada por capsulorrafia

- Procedimento de Dautrey-

Mayer (1933) criou um obstáculo mecânico deslocando uma parte do arco zigomático para baixo, em frente à eminência articular. A osteotomia vertical do arco zigomático e o reposicionamento do arco osteotomizado para baixo como um impedimento mecânico foi descrito por LeClerc e Girard no ano de 1943. Em 1967, Gosserez e Dautrey fizeram uma osteotomia oblíqua do arco em frente à eminência articular, estendendo-se da direção posterior-superior para a direção anterior-inferior. Com uma ligeira pressão na direção inferior, foi criada uma fratura em "greenstick" na sutura zigomático-temporal. O segmento foi então empurrado para baixo para criar obstrução ao movimento condilar (Fig.5.44). Se este segmento fracturado para baixo for instável, pode ser feita uma placa para evitar a deslocação [126].

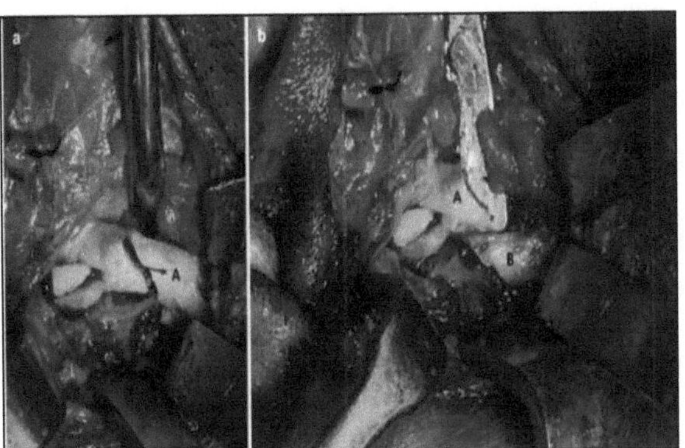

Fig.5.44 mostrando o procedimento de Dautrey (a) osteotomia do arco zigomático (b) a:

segmento proximal do arco zigomático b: segmento distal do arco zigomático fracturado para

baixo.

Estratégias para prevenir a luxação do Tmj durante futuros tratamentos endodônticos

- Limitar a abertura da boca: Durante os procedimentos endodônticos, os dentistas devem ter como objetivo minimizar a abertura excessiva da boca, utilizando apoios para a boca ou blocos de mordida para suportar a mandíbula e reduzir a tensão na articulação temporomandibular.

- A utilização de equipamento dentário com caraterísticas ajustáveis pode ajudar a otimizar o posicionamento do doente e reduzir a necessidade de abertura prolongada da boca durante o tratamento.[126]

- Técnicas de manipulação suave: Os dentistas devem empregar técnicas de manipulação suaves quando trabalham na cavidade oral para evitar colocar força excessiva na ATM e nas estruturas circundantes.

- A utilização de uma pressão ligeira e de pausas intermitentes durante os procedimentos pode ajudar a evitar a fadiga muscular e a reduzir o risco de deslocação da articulação temporomandibular.

- Posicionamento do doente: Garantir o posicionamento correto do doente na cadeira de dentista, com um apoio adequado da cabeça e do pescoço, pode ajudar a minimizar o stress na articulação temporomandibular e promover o conforto do doente durante o tratamento.

- Posicionar o doente numa posição ligeiramente reclinada ou semi-vertical pode ajudar a reduzir a tensão nos músculos do maxilar e a melhorar a estabilidade geral do maxilar.

- Evitar procedimentos prolongados: Os dentistas devem ter como objetivo concluir os procedimentos endodônticos de forma eficiente para minimizar a duração da manipulação da mandíbula e reduzir o risco de tensão na articulação temporomandibular. A divisão de procedimentos mais longos em sessões mais curtas com intervalos de descanso adequados pode ajudar a evitar a fadiga muscular e o desconforto.

- Educação do paciente: Compreender a anatomia e a função da articulação tempromandibular: Informar os pacientes sobre a anatomia e a função da articulação temporomandibular, incluindo o seu papel no movimento do maxilar, na mastigação e na fala. Explicar como determinados procedimentos dentários, como os tratamentos endodônticos, podem afetar temporariamente a articulação temporomandibular e quais as precauções tomadas para minimizar os riscos.

- Reconhecer os sinais de alerta: Ensinar os doentes a reconhecer os sinais de alerta de disfunção da articulação temporomandibular, tais como dor no maxilar, sons de estalidos ou estalidos, movimento limitado do maxilar e assimetria facial.
Incentivar os pacientes a comunicar qualquer desconforto ou sensações invulgares na articulação do maxilar durante ou após os tratamentos dentários.[3]

- Manutenção da saúde dos maxilares: Fornecer orientações sobre a manutenção de boas práticas de higiene oral e evitar hábitos que possam causar tensão na articulação tempromandibular, como mastigar pastilhas elásticas em excesso, roer as unhas ou cerrar/ralar os dentes.[3] Recomendar técnicas de redução do stress, como exercícios de relaxamento, para ajudar a aliviar a tensão nos músculos do maxilar e reduzir o risco de disfunção da articulação tempromandibular.

* Importância dos cuidados de acompanhamento: Salientar a importância de frequentar regularmente os exames dentários e as consultas de acompanhamento para monitorizar a saúde da articulação temporomandibular e resolver prontamente quaisquer preocupações.[127]

Ao implementar medidas preventivas e ao educar os doentes sobre a manutenção da saúde dos maxilares e ao reconhecer os sinais de alerta de disfunção da articulação tempromandibular, os profissionais de medicina dentária podem ajudar a reduzir o risco de luxação da articulação tempromandibular durante futuros tratamentos endodônticos e promover a saúde oral geral e o bem-estar.[128]

Em conclusão, a gestão da luxação da articulação temporomandibular (ATM) durante a terapia endodôntica requer uma abordagem proactiva e centrada no paciente, com o objetivo de assegurar o seu rápido reconhecimento, maximizar o conforto do paciente e promover cuidados colaborativos.[129]

Os dentistas devem estar atentos aos sinais e sintomas de luxação da articulação temporomandibular durante os procedimentos endodônticos, incluindo limitação do movimento da mandíbula, dor, ruídos audíveis na articulação, assimetria facial e espasmo muscular.[128]

A gestão eficaz da luxação da articulação temporomandibular durante a terapia endodôntica requer uma abordagem abrangente e colaborativa que dê prioridade ao bem-estar do paciente e enfatize o reconhecimento precoce, a intervenção imediata e as medidas preventivas. Ao incorporar estes princípios na prática clínica, os profissionais de medicina dentária podem otimizar os resultados e assegurar os melhores cuidados possíveis para os pacientes com luxação da articulação temporomandibular.[128]

5.5. <u>OUTRAS COMPLICAÇÕES</u>

A infeção endodôntica é uma infeção polimicrobiana, e a diversidade do microbioma endodôntico e as suas interações com o hospedeiro representam não só um desafio único para o tratamento, mas também um risco potencial de doença sistémica noutras partes do corpo.[126]

A doença endodôntica, vulgarmente designada por infeção do canal radicular, ocorre quando as bactérias invadem a polpa dentária, levando a inflamação, necrose e potencial propagação da infeção aos tecidos circundantes.[127]

A infeção focal é definida como uma infeção localizada ou generalizada causada pela disseminação sistémica de bactérias ou dos seus produtos a partir de focos de infeção distantes.[128]

Em endodontia, o conceito de infeção focal gira em torno da ideia de que as infecções localizadas com origem em dentes doentes ou tecidos periapicais podem potencialmente contribuir para problemas de saúde sistémicos através da disseminação de bactérias ou dos seus subprodutos.[123]

Eis como a infeção focal se relaciona com a endodontia:

Origem da infeção: As infecções focais em endodontia surgem tipicamente da invasão microbiana da polpa dentária e dos tecidos periapicais devido a cáries dentárias não tratadas, traumatismos ou outras agressões ao dente. As bactérias proliferam dentro do sistema de canais radiculares, levando à inflamação, necrose e potencialmente à formação de abcessos periapicais ou granulomas[124].

Disseminação sistémica: Uma vez estabelecidas, as bactérias ou os seus subprodutos provenientes do sistema de canais radiculares infectados podem entrar na corrente sanguínea através de rupturas nas barreiras mucosas ou epiteliais durante os procedimentos endodônticos ou como resultado de patologia periapical. Isto pode levar a bacteremias transitórias ou à disseminação de mediadores inflamatórios na circulação sistémica. Potenciais implicações para a saúde: Embora os mecanismos precisos e as relações causais não sejam totalmente compreendidos, as infecções focais na endodontia têm sido implicadas na patogénese ou exacerbação de condições sistémicas, tais como doenças cardiovasculares, diabetes e resultados adversos na gravidez. A inflamação crónica de baixo grau associada a infecções endodônticas não tratadas pode contribuir para a disfunção endotelial e inflamação sistémica, predispondo os indivíduos a uma série de problemas de saúde. De facto, enquanto os procedimentos endodônticos podem levar a uma inflamação transitória.[126]

A ocorrência de septicemia (infeção da corrente sanguínea) após estes procedimentos é notavelmente rara. Esta raridade é provavelmente atribuída aos robustos mecanismos de defesa do hospedeiro que neutralizam e eliminam eficazmente as bactérias da corrente sanguínea antes de estas poderem causar infeção sistémica[122].

O corpo humano tem várias respostas imunitárias inatas e adaptativas que desempenham papéis críticos no combate à bacteriemia e na prevenção da sua progressão para septicemia[122].

Resposta imune inata:

O sistema imunitário inato proporciona uma defesa imediata e não específica contra os agentes patogénicos. Componentes como os neutrófilos, os monócitos/macrófagos e as células assassinas naturais reconhecem e eliminam rapidamente as bactérias invasoras. Os neutrófilos, em particular, desempenham um papel crucial na fagocitose e na morte de bactérias, ajudando a controlar a bacteriemia no local de entrada.[123]

Sistema de complemento:

O sistema do complemento é um grupo de proteínas que aumenta a capacidade dos anticorpos e das células fagocíticas para eliminar os agentes patogénicos. Pode matar diretamente as bactérias através de complexos de ataque à membrana (MAC) e opsonização, facilitando o seu reconhecimento e remoção pelas células imunitárias.[124]

Resposta imunitária adaptativa:

O sistema imunitário adaptativo fornece uma resposta mais específica e orientada para os agentes patogénicos. Os linfócitos B e T, bem como os anticorpos produzidos pelos plasmócitos, desempenham um papel fundamental no reconhecimento e neutralização de antigénios bacterianos específicos[124].

As células B e T de memória geradas durante uma exposição inicial a bactérias permitem uma resposta imunitária rápida e reforçada em encontros subsequentes, proporcionando uma proteção a longo prazo contra bacteremias recorrentes[124].

Mecanismos de defesa endotelial:

As células endoteliais que revestem os vasos sanguíneos possuem funções de barreira e expressam moléculas de superfície que inibem a aderência bacteriana e a translocação para tecidos mais profundos. Além disso, as células endoteliais podem produzir péptidos antimicrobianos e citocinas em resposta a um desafio bacteriano, contribuindo para a defesa imunitária local.[126]

Embora a bacteriemia associada a procedimentos dentários seja transitória e geralmente bem tolerada por indivíduos saudáveis, certas populações de pacientes com função imunitária comprometida ou condições médicas subjacentes podem estar em maior risco de desenvolver infecções sistémicas. Por conseguinte, as precauções adequadas, como a profilaxia antibiótica para pacientes de alto risco, a adesão a protocolos de controlo de infecções e a monitorização pós-operatória cuidadosa, são essenciais para minimizar o risco de complicações e garantir a segurança do paciente durante os procedimentos endodônticos.[127]

5.5.1. <u>INFECÇÕES ÓSSEAS LOCALIZADAS</u>

As lesões periapicais do tecido ósseo representam um aspeto significativo da patologia dentária, exigindo uma compreensão abrangente e uma gestão eficaz por parte dos médicos dentistas. Estas lesões, localizadas no ápice das raízes dentárias, resultam frequentemente de processos inflamatórios iniciados por uma infeção bacteriana da polpa dentária. Como tal, são uma preocupação comum encontrada na medicina dentária geral e requerem um diagnóstico rápido e um tratamento adequado para preservar a saúde e a função dentária[128].

É uma consideração importante na endodontia, o ramo da medicina dentária que se dedica ao tratamento de doenças ou lesões da polpa dentária (a parte mais interna do dente) e dos tecidos circundantes. Estas lesões surgem tipicamente como resultado de processos inflamatórios iniciados por infeção bacteriana da polpa dentária, muitas vezes devido a cáries dentárias não tratadas (cavidades) ou trauma dentário[128].

Durante a prática clínica, os endodontistas deparam-se com vários tipos de lesões do tecido ósseo periapical, incluindo granulomas periapicais, quistos periapicais, abcessos periapicais e periodontite apical crónica. Cada uma destas lesões apresenta-se com caraterísticas clínicas distintas, exigindo uma avaliação cuidadosa e um diagnóstico diferencial para um planeamento ideal do tratamento.[128]

5.5.1. ETIOLOGIA DA INFECÇÃO ÓSSEA LOCALIZADA

As infecções ósseas localizadas durante os procedimentos dentários podem resultar de vários factores, incluindo complicações processuais, invasão microbiana e factores específicos do paciente.[130]

Aqui está uma exploração pormenorizada da etiologia:

Complicações do procedimento

- Extração de dentes:

  O trauma cirúrgico durante a extração de um dente pode levar a lesões ósseas e subsequente infeção. A remoção inadequada do dente ou das raízes fracturadas, a força excessiva durante a extração ou a remoção incompleta do tecido infetado podem deixar resíduos, aumentando o risco de infeção.

- Colocação de implantes:

  Os procedimentos cirúrgicos de implantes podem inadvertidamente introduzir bactérias orais no tecido ósseo. Uma técnica cirúrgica deficiente, uma esterilização insuficiente dos instrumentos ou uma colocação incorrecta do implante podem comprometer a integridade do osso e promover a infeção.

- Cirurgia periodontal:

  As cirurgias periodontais, como a cirurgia de retalho ou os procedimentos de enxerto ósseo, podem perturbar a integridade do osso alveolar, criando locais potenciais para a invasão bacteriana e subsequente infeção.

<u>Invasão microbiana</u>

- Contaminação bacteriana:

As bactérias orais, incluindo os agentes patogénicos periodontais, como Porphyromonas gingivalis ou Aggregatibacter actinomycetemcomitans, podem infiltrar-se no tecido ósseo durante os procedimentos dentários. Esta contaminação pode ocorrer através do contacto direto com instrumentos contaminados ou através de fissuras na mucosa oral.

1. Contacto direto: O contacto com instrumentos, equipamento ou materiais dentários contaminados pode introduzir bactérias no tecido ósseo. Uma esterilização incorrecta ou medidas inadequadas de controlo de infecções podem aumentar o risco de transmissão bacteriana.[2]

2. Rutura da Mucosa Oral: Os procedimentos dentários invasivos, como as extracções dentárias ou as cirurgias periodontais, podem inadvertidamente violar a integridade da mucosa oral, proporcionando uma via de acesso das bactérias aos tecidos mais profundos, incluindo o osso. [2]

- Infecções endodônticas:

As infecções endodônticas inadequadamente tratadas ou não tratadas podem propagar-se do sistema de canais radiculares para o tecido ósseo circundante, levando a uma infeção óssea localizada.

Lesões periapicais persistentes ou tratamentos de canais radiculares falhados podem servir de reservatórios para a colonização bacteriana e subsequente envolvimento ósseo (Figura.5.45).[131]

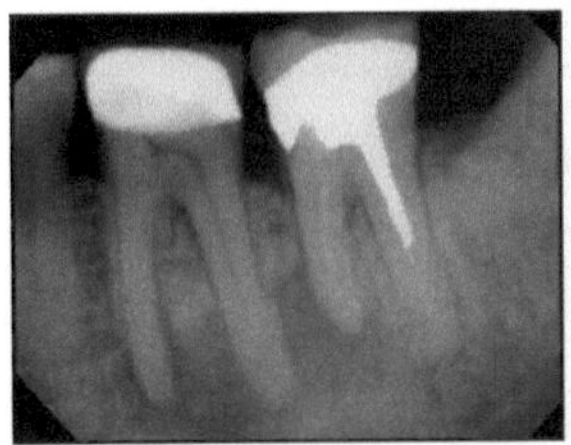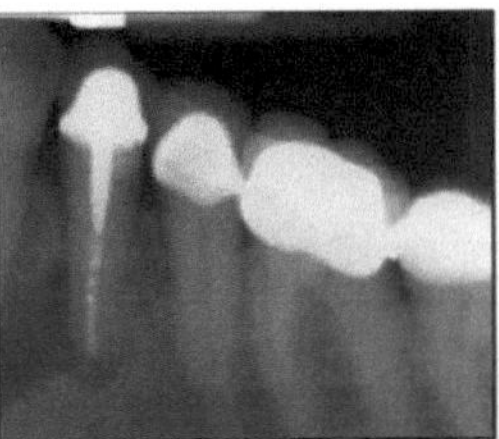

Fig.5.45: Esta imagem mostra uma grande radiolucência periapical na região pré-molar e molar na mandíbula posterior esquerda, que foi posteriormente identificada histologicamente como um abcesso periapical.

1. Propagação a partir do sistema de canais radiculares: As bactérias presentes no sistema de canais radiculares, frequentemente em resultado de cáries dentárias ou traumatismos, podem propagar-se para o tecido ósseo circundante através do forame apical ou dos canais acessórios.

2. Lesões Periapicais: As lesões periapicais persistentes, que são lesões inflamatórias ou quísticas localizadas no ápice da raiz de um dente, servem como reservatórios para a colonização bacteriana . Se não forem devidamente tratadas através de tratamento de canal ou intervenção cirúrgica, estas lesões podem perpetuar a infeção e levar ao envolvimento ósseo.

3. Tratamentos de canais radiculares falhados: Nos casos em que os tratamentos de canais radiculares não conseguem eliminar adequadamente a infeção microbiana ou selar o sistema de canais radiculares, as bactérias podem persistir e continuar a proliferar na região periapical, contribuindo para a patologia óssea.

4. Infecções causadas por instrumentos e irrigações: As infecções resultantes de instrumentais e irrigações dentárias podem ocorrer devido a vários factores, incluindo a esterilização inadequada dos instrumentos, técnica imprópria durante os procedimentos e contaminação microbiana das soluções de irrigação.[133]

<u>Factores específicos do doente</u>

- Estado imunocomprometido: Os doentes com sistemas imunitários comprometidos, tais como os doentes com diabetes, VIH/SIDA ou submetidos a terapêutica imunossupressora, correm um risco acrescido de desenvolver infecções ósseas localizadas. A função imunitária comprometida diminui a capacidade do organismo para combater a invasão bacteriana, facilitando o estabelecimento da infeção.[134]

- Condições sistémicas: As condições sistémicas, como a osteoporose ou a osteopenia, podem enfraquecer a estrutura óssea, tornando-a mais suscetível a infecções e a uma cicatrização tardia após procedimentos dentários.[135]

- Má higiene oral: Práticas inadequadas de higiene oral podem promover a acumulação de placa e cálculo dentário, criando um ambiente propício ao crescimento e colonização bacteriana na cavidade oral. A doença periodontal crónica ou as cáries dentárias não tratadas podem exacerbar ainda mais o risco de infecções ósseas localizadas.[135]

Patologias pré-existentes

- Lesões císticas: Lesões císticas pré-existentes no osso maxilar, tais como quistos radiculares ou quistos dentígeros, podem predispor os indivíduos a infecções ósseas localizadas. Estas lesões císticas podem servir de reservatórios para bactérias, levando a infecções recorrentes ou persistentes após procedimentos dentários.[136]

- Trauma: As lesões traumáticas na região oral e maxilofacial podem resultar em fracturas ósseas ou danos nos tecidos, criando locais para a colonização microbiana e subsequente infeção durante os procedimentos dentários.[137]

Compreender a etiologia diversa das infecções ósseas localizadas durante os procedimentos dentários é crucial para os médicos dentistas implementarem medidas preventivas adequadas, diagnosticarem prontamente as infecções e fornecerem um tratamento eficaz para mitigar o risco de complicações e otimizar os resultados dos pacientes. Uma atenção especial às técnicas processuais, aos protocolos de controlo de infecções e aos factores específicos do paciente pode ajudar a minimizar a incidência de infecções ósseas e a promover a saúde oral geral.[138]

5.5.2. <u>APRESENTAÇÕES CLÍNICAS DE INFECÇÕES ÓSSEAS LOCALIZADAS</u>

Pode variar em função de factores como a gravidade da infeção, o local anatómico afetado e a causa subjacente [136].

No entanto, as manifestações clínicas comuns podem incluir:

- Dor e desconforto: A dor localizada é frequentemente um sintoma proeminente das infecções ósseas. Os doentes podem sentir dor latejante, dolorosa ou aguda na área afetada. A dor pode piorar com pressão ou movimento e pode ser agravada por actividades como mastigar ou tocar no local afetado.[136]

- Inchaço e inflamação: As respostas inflamatórias à infeção podem levar a inchaço e sensibilidade sobre o osso afetado. Pode estar presente um inchaço visível ou uma massa palpável, acompanhada de eritema (vermelhidão) e calor na área afetada [136].

- Febre e sintomas sistémicos: Podem ocorrer sintomas sistémicos como febre, arrepios, mal-estar e fadiga, particularmente em casos de infecções ósseas agudas ou graves. A febre pode ser de baixo grau ou de alto grau, dependendo da gravidade da infeção e da resposta imunitária do organismo.[135]

- Restrição da amplitude de movimentos: As infecções que afectam as articulações ou os tecidos moles adjacentes podem prejudicar a mobilidade e a amplitude de movimentos das articulações. Os doentes podem sentir rigidez, diminuição da flexibilidade ou dificuldade em mover o membro ou a articulação afetada.

- Drenagem ou formação de pus: Em casos mais avançados, as infecções ósseas localizadas podem levar à formação de abcessos ou áreas de acumulação localizada de pus. Os doentes podem notar a drenagem de pus da área afetada, espontaneamente ou após manipulação.[133]

- Destruição do osso e dos tecidos moles: As infecções ósseas crónicas ou não tratadas podem resultar na destruição progressiva do tecido ósseo, levando a necrose óssea, sequestro (isolamento de osso morto) ou osteomielite (inflamação da medula óssea). O envolvimento dos tecidos moles pode incluir celulite (inflamação da pele e dos tecidos subcutâneos) ou a formação de trajectos sinusais (canais que ligam a área infetada à superfície da pele).[132]
- Sensibilidade localizada: A palpação da área afetada pode revelar sensibilidade ou desconforto localizado, particularmente sobre proeminências ósseas ou áreas de inchaço. Os doentes podem referir um aumento da dor à palpação ou manipulação do local afetado.[133]
- Incapacidade funcional: Dependendo da localização e da extensão da infeção, os doentes podem sofrer de incapacidade funcional relacionada com a área afetada. Por exemplo, as infecções que envolvem o osso maxilar podem afetar a mastigação, a fala ou a estética facial.[133]
- Sensibilidade dentária: O aumento da sensibilidade a estímulos de calor, frio ou pressão pode ser relatado por pacientes com infecções ósseas periapicais. O dente pode tornar-se mais sensível às mudanças de temperatura ou à mordedura, causando desconforto.[133]
  - Descarga ou formação de fístula: As infecções periapicais crónicas podem resultar na formação de tractos sinusais ou fístulas, que servem de vias de drenagem para a saída de pus da região periapical. Os doentes podem notar uma descarga intermitente ou persistente de pus do trato sinusal, muitas vezes acompanhada de odor ou sabor desagradável [135].

É importante notar que a apresentação clínica das infecções ósseas localizadas pode variar muito e nem todos os doentes apresentarão todos os sintomas acima referidos. Além disso, certas populações de pacientes, como indivíduos imunocomprometidos ou com condições médicas preexistentes, podem apresentar manifestações atípicas ou mais graves. O reconhecimento imediato e a gestão adequada das infecções ósseas localizadas são essenciais para prevenir complicações e promover resultados óptimos para os doentes.[136]

5.5.3. <u>DIAGNÓSTICO CLÍNICO DE INFECÇÃO ÓSSEA LOCALIZADA:</u>

O diagnóstico clínico da infeção óssea localizada envolve uma avaliação abrangente da história do doente, da apresentação clínica e dos resultados do exame físico e dos estudos de diagnóstico por imagem.[68]

<u>Historial do doente</u>

Obter uma história detalhada, incluindo o início e a duração dos sintomas, quaisquer procedimentos dentários ou cirúrgicos anteriores, história médica, utilização de medicamentos e quaisquer condições sistémicas relevantes ou factores de imunocomprometimento. Informe-se sobre sintomas como dor, inchaço, corrimento, febre ou incapacidade funcional relacionada com a área afetada.[68]

<u>Exame clínico</u>

Efetuar um exame completo da cavidade oral, concentrando-se no dente ou na região afetada. Avaliar a existência de sinais de inflamação, inchaço, sensibilidade ou formação de fístulas. Palpar a área periapical e os tecidos moles adjacentes para detetar sensibilidade, flutuação ou crepitação óssea. Avaliar a mobilidade dentária, a sensibilidade à percussão e as profundidades de sondagem periodontal para avaliar a integridade das estruturas de suporte dos dentes.[122]

- Exame da cavidade oral

    Comece por inspecionar a cavidade oral, concentrando-se na área que rodeia o dente ou a região afetada. Procure quaisquer sinais visíveis de inflamação, como vermelhidão ou inchaço da gengiva. Verifique a presença de fístulas ou tractos sinusais, que podem indicar a drenagem de um abcesso ou infeção subjacente. Observar quaisquer anomalias no revestimento da mucosa, tais como ulcerações ou lesões, que podem sugerir uma patologia subjacente.[123]

- Palpação da área periapical e dos tecidos moles adjacentes

    Palpe a área periapical suavemente com os dedos ou com uma mão enluvada para avaliar a sensibilidade, o inchaço ou a flutuação. Preste atenção a quaisquer áreas de sensibilidade ou endurecimento localizadas, que podem indicar inflamação ou infeção. Verifique a presença de crepitação óssea, que pode ocorrer com reabsorção ou necrose óssea. A crepitação óssea pode ser sentida como uma sensação de rangido quando se palpa o osso.[125]

- Avaliação da mobilidade dentária

Teste a mobilidade do dente afetado aplicando uma pressão suave em diferentes direcções, utilizando um instrumento dentário ou os dedos. Avaliar o grau de mobilidade, registando qualquer movimento anormal ou folga do dente. O aumento da mobilidade pode indicar perda de suporte periodontal devido a perda óssea ou infeção.[129]

- Avaliação da sensibilidade à percussão

Bater suavemente no dente com um instrumento dentário, como o cabo de um espelho bucal ou uma sonda periodontal, e avaliar a reação do paciente. Observar qualquer sensibilidade ou dor provocada pela percussão, que pode indicar inflamação ou infeção envolvendo os tecidos periapicais[130,131].

- Medição das profundidades de sondagem periodontal

Utilize uma sonda periodontal para medir a profundidade das bolsas periodontais à volta do dente afetado. Introduzir a sonda suavemente no sulco gengival e medir a profundidade da perda de inserção. Observe quaisquer bolsas profundas ou irregulares, sangramento à sondagem ou supuração, que podem indicar envolvimento periodontal ou perda de inserção associada a infeção óssea.[131]

5.5.4. TESTES DE DIAGNÓSTICO

Os testes de diagnóstico desempenham um papel crucial na confirmação do diagnóstico de infeção óssea localizada e na orientação das decisões de tratamento.[132]

Imagiologia radiográfica

- Radiografias periapicais: As radiografias periapicais fornecem imagens detalhadas da região periapical e do osso circundante. Podem revelar radiolucências periapicais, perda óssea ou lesões periapicais associadas a infecções ósseas localizadas.

- Radiografias panorâmicas: As radiografias panorâmicas oferecem uma visão mais alargada dos maxilares e dos dentes, permitindo avaliar a morfologia óssea global e a presença de quaisquer anomalias (Fig. 5.46).

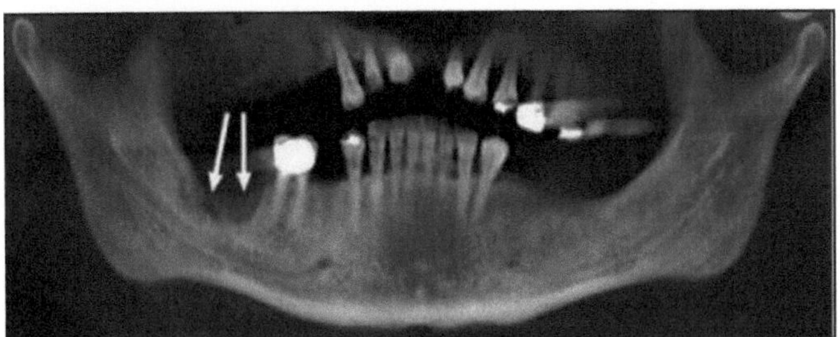

Fig. 5.46: A imagem panorâmica p mostra a área de perda óssea associada ao segundo molar inferior direito extraído (com uma seta).

- Tomografia Computorizada de Feixe Cónico (TCFC) - As imagens de TCFC proporcionam uma visualização tridimensional da região maxilofacial, oferecendo informações detalhadas sobre a densidade óssea, morfologia e extensão da infeção. É particularmente útil para avaliar casos complexos ou para avaliar a relação entre estruturas dentárias e pontos de referência anatómicos adjacentes.[132]

<u>Testes microbiológicos</u>

Cultura microbiana e teste de sensibilidade: A análise microbiológica envolve a recolha de amostras do local afetado, como pus ou amostras de biopsia de tecidos, e a sua cultura num laboratório para identificar os microrganismos causadores. Os testes de sensibilidade ajudam a determinar a suscetibilidade das bactérias a vários agentes antimicrobianos, orientando a seleção de antibióticos para um tratamento específico.[116,133]

<u>Testes laboratoriais</u>

- Hemograma completo (CBC): O hemograma mede vários componentes do sangue, incluindo a contagem de glóbulos brancos, que pode indicar a presença de inflamação ou infeção sistémica.[133]

- Marcadores inflamatórios: Testes como a proteína C-reactiva (PCR) e a velocidade de hemossedimentação (VHS) são marcadores de inflamação sistémica e podem estar elevados em casos de infeção óssea localizada.[133]

Exame histopatológico

Biopsia e análise histopatológica: Nos casos em que é necessário um diagnóstico definitivo ou quando se suspeita de malignidade, pode ser efectuada uma biopsia de tecido. A amostra da biopsia é examinada ao microscópio por um patologista para identificar alterações celulares, inflamação ou a presença de lesões patológicas.[133]

Modalidades de imagiologia

- Ressonância magnética (RM): A RM fornece um contraste detalhado dos tecidos moles e pode ser útil para avaliar o envolvimento dos tecidos moles, como a formação de abcessos ou a extensão do trato sinusal. É particularmente valiosa para avaliar a extensão da infeção em casos complexos[137].
- Ultrassonografia: A ecografia pode ser utilizada para avaliar infecções superficiais dos tecidos moles, abcessos ou tractos sinusais. É não-invasiva e pode fornecer imagens em tempo real de colecções de fluidos ou alterações inflamatórias.[133]

Anestesia de diagnóstico

- Teste de anestesia local: A anestesia de diagnóstico envolve a administração de anestésico local no dente ou na área afetada para aliviar temporariamente a dor. Se a dor for significativamente reduzida ou eliminada após a anestesia, isso pode indicar que o dente é a fonte da infeção.[133]

Utilizando uma combinação destes testes e procedimentos de diagnóstico, os médicos dentistas podem diagnosticar com precisão infecções ósseas localizadas, determinar a extensão da infeção e desenvolver um plano de tratamento eficaz adaptado às necessidades individuais do paciente.[133]

5.5.5. **PREVENÇÕES**

A prevenção de infecções ósseas localizadas em medicina dentária envolve estratégias abrangentes destinadas a reduzir o risco de colonização bacteriana, minimizando os factores iatrogénicos e promovendo uma saúde oral óptima.[133]

- Boas práticas de higiene oral

  Incentivar os doentes a manter uma boa higiene oral, escovando os dentes duas vezes por dia, usando fio dentário regularmente e bochechos antimicrobianos. Educar os doentes sobre a importância da remoção da placa bacteriana para evitar cáries dentárias, doença periodontal e subsequentes infecções ósseas.

- Check-ups dentários regulares

  Programar exames dentários de rotina e limpezas para monitorizar o estado da saúde oral, detetar sinais precoces de infeção ou inflamação e resolver prontamente quaisquer problemas dentários. Efetuar avaliações radiográficas periódicas para avaliar a integridade das restaurações dentárias, detetar lesões cariosas ou identificar patologia periapical.

- Tratamento imediato das infecções dentárias:

  O diagnóstico e o tratamento atempados de infecções dentárias, tais como cáries dentárias, pulpite ou doença periodontal, podem evitar a propagação da infeção ao tecido ósseo circundante. Efetuar a terapia do canal radicular ou o tratamento periodontal, conforme indicado, para eliminar a infeção microbiana e preservar a integridade das estruturas de suporte dos dentes. A prevenção de infecções ósseas localizadas durante o tratamento endodôntico envolve estratégias específicas que visam minimizar o risco de contaminação microbiana, evitar complicações do procedimento e assegurar um controlo eficaz da infeção.

- Avaliação pré-operatória:

  Efetuar uma avaliação pré-operatória completa, incluindo um exame clínico e uma avaliação radiográfica, para identificar qualquer patologia periapical existente, variações anatómicas ou factores de risco que possam predispor o doente para infecções ósseas. Avaliar o historial médico e o estado de saúde sistémico do paciente para avaliar a sua adequação geral ao tratamento endodôntico e determinar a necessidade de profilaxia antibiótica em indivíduos de alto risco.

- Técnica asséptica rigorosa:

Aderir a uma técnica asséptica rigorosa durante os procedimentos endodônticos para minimizar o risco de contaminação bacteriana e infeção. Utilizar instrumentos esterilizados, luvas e outros artigos descartáveis sempre que possível. Esterilizar instrumentos e equipamento reutilizáveis de acordo com as diretrizes e normas estabelecidas.

- Protocolos de desinfeção eficazes:

Desinfetar minuciosamente o campo operatório, incluindo a superfície do dente e os tecidos moles circundantes, utilizando soluções anti-sépticas adequadas, como a clorexidina ou a iodopovidona. Irrigar o sistema de canais radiculares com soluções antimicrobianas, como o hipoclorito de sódio ou a clorexidina, para eliminar as bactérias e desinfetar eficazmente o espaço do canal radicular.

- Técnicas de instrumentação adequadas

Utilizar técnicas de instrumentação adequadas, incluindo métodos mecânicos e químicos, para limpar e modelar cuidadosamente o sistema de canais radiculares. Utilizar protocolos de irrigação que facilitem a remoção efectiva de detritos, bactérias e tecido necrótico do espaço do canal radicular, minimizando o risco de extrusão de irrigantes para os tecidos periapicais.

- Técnicas de barreira apical

Considerar a utilização de técnicas de barreira apical, como a apexificação ou a apexogénese, nos casos de dentes imaturos com ápices abertos, para promover o encerramento apical e evitar a entrada de bactérias nos tecidos periapicais. Assegurar a colocação e selagem adequadas de medicamentos intracanais ou materiais de restauração provisórios para evitar a fuga coronal e a reinfeção do sistema de canais radiculares.

- Redução de Riscos Iatrogénicos:

Ter cuidado durante os procedimentos dentários para evitar lesões iatrogénicas ou complicações que possam levar a infecções ósseas. Utilizar técnicas, instrumentos e ampliação adequados para minimizar o risco de perfurações ou traumatismos acidentais.

Manter-se atento às referências e variações anatómicas para evitar danos inadvertidos nas estruturas adjacentes, como o seio maxilar ou o nervo alveolar inferior.

- Profilaxia antibiótica:

Considerar a profilaxia antibiótica para pacientes com risco acrescido de desenvolver endocardite infecciosa ou outras infecções sistémicas após procedimentos dentários invasivos. Seguir as diretrizes actuais das organizações profissionais para determinar os regimes antibióticos adequados para indivíduos de alto risco.

- Educação e sensibilização dos doentes:

Educar os pacientes sobre os sinais e sintomas das infecções dentárias, a importância de procurar cuidados dentários atempados e as potenciais consequências das doenças orais não tratadas para a saúde geral. Fornecer orientação sobre práticas de higiene oral, hábitos alimentares e factores de estilo de vida que podem contribuir para a manutenção da saúde oral e reduzir o risco de infecções dentárias.[133]

Ao implementar estas medidas preventivas, os médicos dentistas podem reduzir eficazmente a incidência de infecções ósseas localizadas, promover a saúde oral e melhorar o bem-estar geral do paciente. A colaboração entre os profissionais de medicina dentária e os pacientes é essencial para alcançar resultados óptimos e prevenir complicações associadas a infecções orais.[132]

5.5.6. <u>GESTÃO</u>

A gestão de infecções ósseas localizadas na prática dentária envolve uma abordagem multidisciplinar destinada a eliminar a infeção, promover a cicatrização e prevenir a recorrência.[131]

- Terapia antibiótica:

  Podem ser prescritos antibióticos para controlar a infeção ativa, especialmente em casos de infecções ósseas agudas ou graves. A seleção de antibióticos deve ser baseada em testes de sensibilidade microbiana, quando disponíveis, e orientada pelos padrões locais de resistência aos antibióticos. A terapêutica antibiótica empírica pode ser iniciada inicialmente com base nos agentes patogénicos suspeitos e na gravidade da infeção, sendo os ajustamentos efectuados quando os resultados da cultura estiverem disponíveis. A duração da terapêutica com antibióticos deve ser adaptada à resposta clínica de cada doente e à extensão da infeção, variando normalmente entre 7 e 14 dias.

- Terapia do canal radicular

  O tratamento endodôntico é essencial para controlar a infeção e promover a cicatrização em casos de infecções ósseas localizadas associadas a patologia pulpar ou periapical. A limpeza, modelação e desinfeção minuciosas do sistema de canais radiculares são essenciais para remover o biofilme microbiano e o tecido necrótico. A obturação completa do espaço do canal radicular com materiais biocompatíveis ajuda a selar o canal e a prevenir a reinfeção.

  1. Limpeza, modelação e desinfeção minuciosas: O primeiro passo do tratamento endodôntico envolve o acesso à câmara pulpar infetada e aos canais radiculares do dente afetado.

  O dentista utiliza instrumentos especializados para limpar e modelar o sistema de canais radiculares, removendo todo o tecido infetado ou necrótico.

  A irrigação com soluções antimicrobianas, como o hipoclorito de sódio ou a clorexidina, é efectuada para desinfetar o espaço do canal radicular e eliminar o biofilme microbiano.

  2. Obturação completa: Depois de o sistema de canais radiculares estar completamente limpo e desinfectado, é selado com um material de obturação biocompatível para evitar a reinfeção. A guta-percha, um

material semelhante à borracha, é normalmente utilizada para obturar o espaço do canal radicular, muitas vezes em combinação com um selante para garantir uma vedação hermética.

O objetivo da obturação é criar uma vedação tridimensional que impeça a entrada de bactérias e contaminantes no sistema de canais radiculares.

3) Medicamentos intracanais: Em casos de infeção persistente ou de lesões periapicais extensas, a utilização de medicamentos intracanais pode ser benéfica.

Os medicamentos intracanais, como o hidróxido de cálcio ou as pastas antibióticas, são colocados no interior do sistema de canais radiculares para ajudar na desinfeção e promover a cicatrização. Estes medicamentos podem ser deixados no local durante um período específico para permitir a continuação da atividade antimicrobiana e a resolução da inflamação periapical.

- Intervenção cirúrgica:

  O desbridamento cirúrgico pode ser indicado para remover tecido necrótico, drenar abcessos e promover a resolução de infecções ósseas localizadas. Procedimentos cirúrgicos como incisão e drenagem, cirurgia apical (apicoectomia) ou extração do dente afetado podem ser realizados conforme necessário para aceder e desbridar os tecidos infectados.[1]

  Pode também ser necessária uma intervenção cirúrgica para tratar factores contribuintes, como corpos estranhos, lesões quísticas ou anomalias anatómicas que predisponham à infeção.[1]

- Terapias adjuvantes: Podem ser consideradas terapias adjuvantes, como a regeneração tecidular guiada (RTG), o enxerto ósseo ou a utilização de factores de crescimento para melhorar a regeneração e a reparação óssea após a resolução da infeção. O plasma rico em plaquetas (PRP) ou a fibrina rica em plaquetas (PRF) podem ser utilizados para promover a cicatrização e a regeneração dos tecidos em casos de cicatrização de feridas comprometida.

- Acompanhamento e controlo:

As consultas de acompanhamento regulares são essenciais para monitorizar a evolução do doente, avaliar os resultados do tratamento e detetar sinais de recorrência ou complicações.

Podem ser realizadas imagens radiográficas nas consultas de acompanhamento para avaliar a cicatrização das lesões periapicais e confirmar a resolução da infeção.

A manutenção a longo prazo da saúde oral, incluindo exames dentários de rotina e visitas de higiene, é fundamental para prevenir a recorrência de infecções ósseas e manter a saúde periapical.

Ao realizar uma limpeza, modelação e desinfeção minuciosas do sistema de canais radiculares e ao assegurar a obturação completa com materiais biocompatíveis, o tratamento endodôntico elimina eficazmente a fonte de infeção e promove a cicatrização de infecções ósseas localizadas. A integração de medicamentos intracanais e técnicas de barreira apical pode aumentar ainda mais a taxa de sucesso da terapia endodôntica em casos desafiantes.[132]

Em resumo, a gestão bem sucedida das infecções do osso antral em endodontia requer uma abordagem sistemática que trate a causa subjacente da infeção, elimine os agentes patogénicos microbianos e promova a cicatrização dos tecidos afectados. A colaboração entre os médicos dentistas e outros prestadores de cuidados de saúde é essencial para alcançar resultados óptimos e evitar complicações associadas a estas infecções.[133]

5.5.2. INFECÇÕES ANTRAIS

O objetivo final da terapia endodôntica é devolver a saúde e a função a um dente com comprometimento pulpar. De acordo com Weine, a terapia endodôntica consiste em três fases: uma fase de diagnóstico e planeamento do tratamento, uma fase preparatória que envolve o desbridamento completo e a modelação do sistema de canais radiculares, e a fase final de selar hermeticamente o sistema de canais radiculares através da obturação completa, idealmente até à junção cementodentinária[131].

Embora a terapia endodôntica envolva o trabalho dentro dos limites do dente, são os tecidos circundantes e sua resposta ao tratamento que determinam o sucesso ou o fracasso. O sucesso baseia-se principalmente em critérios clínicos e radiográficos. O sucesso clínico deve demonstrar que um dente envolvido voltou a ter um uso mastigatório normal e está livre de trajectos sinusais, inchaço e sintomas. Radiograficamente, deve demonstrar osso periapical com aparência e estrutura normais e qualquer radiolucência inicialmente presente deve estar reduzida em tamanho ou ausente. O sucesso também pode variar significativamente entre pacientes, devido à capacidade de cada um tolerar doenças e à sua resposta única a lesões, doenças periapicais e tratamento de canal.[131]

A sinusite maxilar induzida endodonticamente refere-se, de facto, à inflamação ou infeção do seio maxilar causada por procedimentos dentários, especialmente os que envolvem os dentes maxilares posteriores e as suas raízes. Esta condição ocorre tipicamente devido à disseminação de bactérias da polpa dentária infetada ou dos sistemas de canais radiculares para o seio maxilar adjacente, ou como resultado de uma perfuração acidental do seio durante o tratamento endodôntico.[131]

A infeção periapical ou periodontal dos pré-molares e molares superiores pode propagar-se para além dos limites do tecido dentário de suporte para o seio maxilar, causando sinusite. A terapia endodôntica ou a extração destes dentes pode resultar em penetração, fístulas oroantrais ou deslocamento da raiz para a cavidade sinusal.[131]

A infeção de dentes com envolvimento pulpar próximo ao seio maxilar às vezes se espalha para dentro do seio e causa sérias complicações. Este complexo patológico, que envolve os tecidos antrais e periapicais, é denominado de síndrome endo-antral.[132]

Esta síndrome ocorre tipicamente quando há uma infeção dentária, como um abcesso dentário não tratado ou doença periodontal, nos dentes maxilares posteriores. As bactérias dos dentes infectados podem viajar através das pontas das raízes para o seio maxilar, levando à sinusite.[132]

5.5.2.1. <u>FISIOPATOLOGIA DA INFECÇÃO ANTRAL</u>

A fisiopatologia da sinusite envolve uma interação complexa de factores que podem levar à inflamação e infeção dos seios paranasais (Fluxograma 5.5.1).[112]

- Obstrução da drenagem dos seios nasais: Normalmente, os seios paranasais são revestidos por membranas mucosas que produzem muco para manter as passagens nasais húmidas e reter detritos, alergénios e microrganismos. Os seios paranasais também têm pequenas aberturas chamadas óstios que permitem que o muco seja drenado para a cavidade nasal. Quando estes óstios ficam bloqueados devido a factores como inflamação, inchaço ou pólipos nasais, o muco acumula-se nos seios nasais, criando um ambiente propício ao crescimento de bactérias ou fungos.

- Infeção microbiana: As bactérias, os vírus e os fungos podem invadir os seios nasais, particularmente quando há uma drenagem deficiente e estase de muco. Os agentes patogénicos mais comuns associados à sinusite incluem o Streptococcus pneumoniae, o Haemophilus influenzae e o Staphylococcus aureus. As infecções virais, como as causadas pelo resfriado comum ou pelos vírus da gripe, podem predispor os indivíduos à sinusite bacteriana secundária, danificando o revestimento da mucosa e prejudicando a drenagem do seio.

- Resposta inflamatória: Quando o revestimento do seio nasal fica inflamado devido a uma infeção ou a outros agentes irritantes, desencadeia uma resposta imunitária caracterizada pela libertação de citocinas pró-inflamatórias, pelo recrutamento de células imunitárias e pelo aumento da permeabilidade vascular. Esta cascata inflamatória contribui para sintomas como congestão nasal, dor ou pressão facial e corrimento nasal.

- Condições subjacentes: Vários factores subjacentes podem predispor os indivíduos para a sinusite, incluindo a rinite alérgica, pólipos nasais, desvio do septo nasal, fibrose quística, distúrbios de imunodeficiência e variações anatómicas que afectam a drenagem dos seios nasais. Estas condições podem perturbar a função sinusal normal e aumentar a suscetibilidade à sinusite recorrente ou crónica.[133]

- Factores do hospedeiro: As diferenças individuais na função imunitária, na depuração mucociliar e na suscetibilidade a estímulos ambientais desempenham um papel na determinação da gravidade e da recorrência da sinusite. Factores como o tabagismo, a poluição atmosférica, as exposições profissionais e as condições médicas subjacentes podem exacerbar ainda mais a inflamação dos seios nasais e comprometer os mecanismos de defesa do hospedeiro.[133]

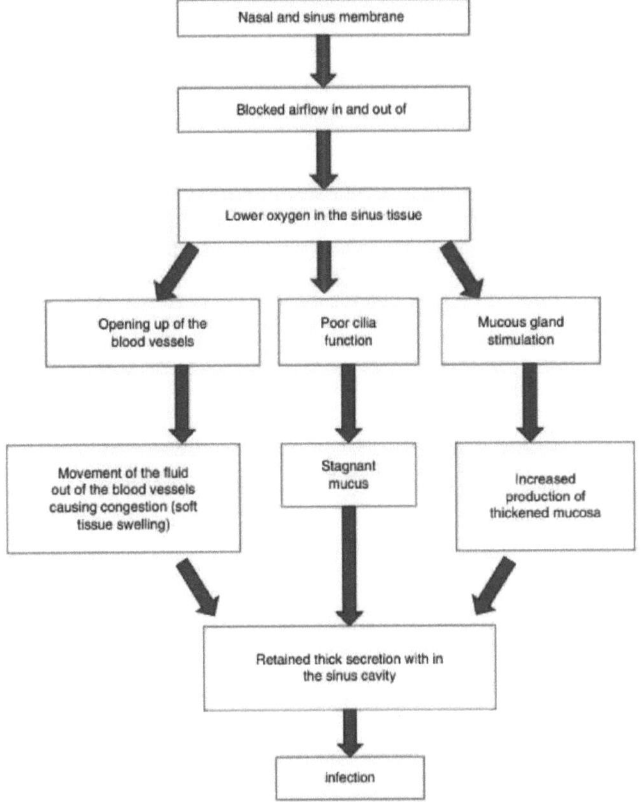

Fluxograma 5.1: Distribuição da patologia sinusal

5.5.2.2. <u>FACTORES PREDISPONENTES RELACIONADOS COM INFECÇÕES ANTRAIS DURANTE PROCEDIMENTOS DENTÁRIOS</u>

As infecções antrais, também conhecidas como sinusite maxilar de origem dentária ou sinusite odontogénica, podem ocorrer como uma complicação de procedimentos dentários, particularmente aqueles que envolvem os dentes maxilares posteriores (Figura 5.47). A extrusão apical de materiais de obturação para o interior do seio maxilar pode ocorrer durante procedimentos dentários, particularmente no tratamento de canais radiculares ou outros procedimentos endodônticos envolvendo os dentes maxilares posteriores. Esta extrusão acontece quando os materiais de obturação usados para selar a raiz sistema de canais empurram inadvertidamente para além do ápice (ponta) da raiz do dente e entram na cavidade do seio maxilar adjacente.[132]

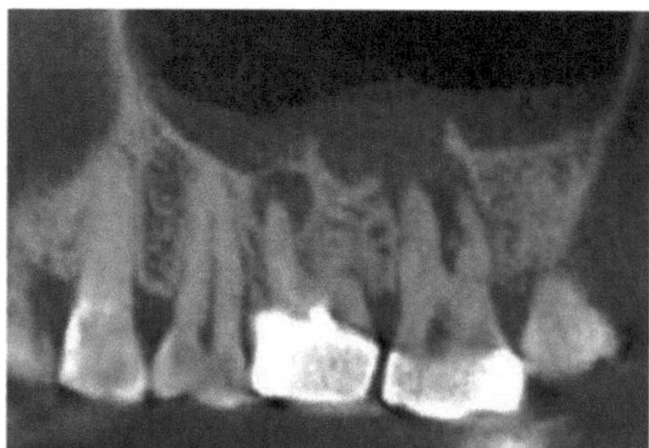

Fig.5.47: Esta imagem mostra um molar superior com uma fratura no espaço do ligamento periodontal e na área periapical que se abre para o seio maxilar, causando sinusite.

Vários factores predisponentes relacionados com procedimentos dentários podem aumentar o risco de infecções antrais:

- Comunicação endo-antral: Durante procedimentos dentários como extracções, tratamento de canal ou colocação de implantes envolvendo os dentes maxilares posteriores, existe o risco de perfurar inadvertidamente o pavimento do seio maxilar, criando uma comunicação entre a cavidade oral e a cavidade sinusal (Figura 5.48). Isto pode permitir que bactérias da cavidade oral entrem no seio e causem infeção[131].

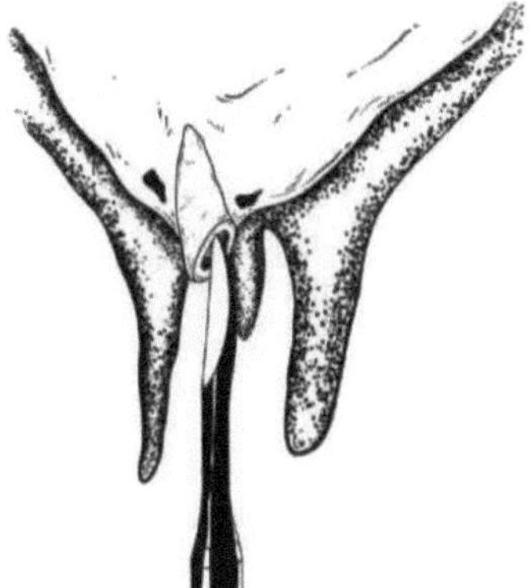

Fig.5.48: mostra a utilização incorrecta de elevadores dentários, causando o empurrão da ponta da raiz para o seio maxilar.

- Tratamento incompleto do canal radicular: A limpeza, modelação e selagem inadequadas do sistema de canais radiculares durante os procedimentos endodônticos podem resultar numa infeção periapical persistente ou recorrente, que pode propagar-se ao seio maxilar adjacente.
- Preenchimento excessivo de materiais de obturação do canal radicular: A colocação excessiva de materiais de obturação (por exemplo, guta-percha) para além do ápice da raiz do dente pode levar à extrusão apical de materiais para o seio maxilar, desencadeando inflamação e infeção (Figura.5.49).[131]

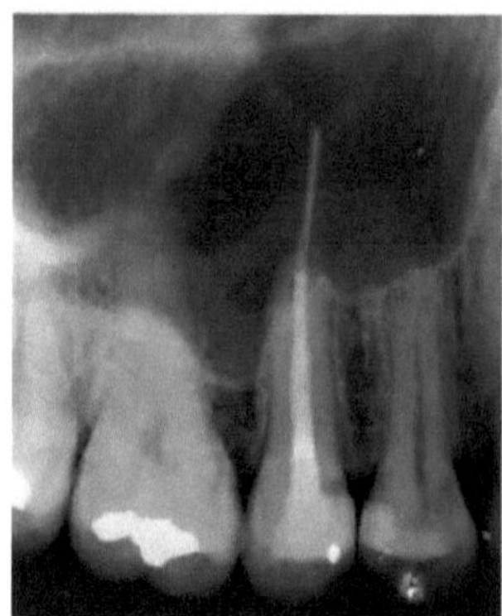

Fig.5.49: Radiografia periapical do dente 25 com extrusão do material de preenchimento para o seio maxilar.

- Instrumentação excessiva: A utilização agressiva de instrumentos endodônticos para além do ápice do dente pode levar à perfuração do ápice da raiz e à subsequente extrusão do instrumento e dos irritantes.

- Materiais envolvidos: Os materiais de obturação normalmente implicados na extrusão apical para o seio maxilar incluem a guta-percha, um material semelhante à borracha natural frequentemente utilizado como material de obturação primário na terapia do canal radicular, bem como materiais de selagem utilizados para unir a guta-percha às paredes de dentina do canal radicular.

- Abcessos periapicais: As infecções dentárias não tratadas, como os abcessos periapicais ou a periodontite apical crónica, podem propagar-se da polpa dentária para os tecidos periapicais circundantes e, potencialmente, estender-se ao seio maxilar.

- Complicações dos implantes dentários: As complicações durante ou após a colocação de implantes dentários na maxila posterior, como a perfuração do fundo do seio, a angulação incorrecta do implante ou a infeção em torno do local do implante, podem predispor os indivíduos à sinusite.

- Procedimentos de elevação do seio maxilar: Os procedimentos de aumento do pavimento do seio maxilar, vulgarmente conhecidos como elevação do seio, envolvem a elevação da membrana do seio para criar espaço para o enxerto ósseo na preparação para a colocação de implantes dentários. A gestão inadequada das perfurações da membrana sinusal durante estes procedimentos pode levar a infecções sinusais pós-operatórias.

- Traumatismo dentário: O traumatismo dos dentes maxilares posteriores ou das estruturas circundantes, como fracturas ou luxações, pode perturbar a integridade do pavimento do seio e aumentar o risco de invasão bacteriana no seio maxilar.
- Avaliação pré-operatória inadequada: A não identificação de patologia sinusal preexistente, como sinusite ou quistos de retenção mucosa, antes de procedimentos dentários na maxila posterior pode aumentar o risco de complicações e infecções pós-operatórias.
- Técnica cirúrgica incorrecta: Os médicos dentistas inexperientes ou com formação incorrecta podem danificar inadvertidamente a membrana sinusal ou violar a cavidade sinusal durante os procedimentos cirúrgicos, levando a complicações pós-operatórias.
- Má higiene oral: A doença periodontal crónica ou uma higiene oral inadequada podem criar um reservatório de bactérias na cavidade oral, aumentando a probabilidade de infecções periapicais e periodontais que podem propagar-se ao seio maxilar.
  - Variações anatómicas: As variações na anatomia do seio, como a pneumatização do seio, o adelgaçamento do pavimento do seio ou a proximidade das raízes ao seio, podem aumentar o risco de complicações durante os procedimentos dentários e predispor os indivíduos a infecções antrais.[122]
  - Compromisso imunitário: Os doentes com sistemas imunitários comprometidos, tais como os que sofrem de imunodeficiência, doenças auto-imunes ou que estão a receber terapia imunossupressora, podem ser mais susceptíveis a infecções após procedimentos dentários.[123]

A identificação e a abordagem destes factores predisponentes, juntamente com uma avaliação pré-operatória adequada, uma técnica cirúrgica meticulosa e cuidados pós-operatórios, são essenciais para minimizar o risco de infecções antrais durante os procedimentos dentários. O reconhecimento e a gestão precoces das complicações são cruciais para evitar mais complicações e garantir resultados óptimos para o paciente[128].

5.5.2.3. <u>DIAGNÓSTICO CLÍNICO</u>

O diagnóstico clínico de infecções antrais relacionadas com procedimentos dentários envolve uma combinação de história do paciente, exame clínico e estudos imagiológicos.[127]

Eis os principais componentes do diagnóstico clínico:

<u>Historial do doente</u>

Informe-se sobre sintomas como dor facial, pressão ou inchaço, particularmente na parte posterior do maxilar. Perguntar sobre procedimentos dentários recentes que envolvam os dentes maxilares posteriores, tais como extracções, tratamento de canal ou colocação de implantes. Determinar se o paciente tem um historial de sinusite, alergias ou infecções do trato respiratório superior.[125]

<u>Exame clínico</u>

As caraterísticas clínicas relacionadas com as infecções antrais que podem ocorrer durante ou após procedimentos dentários incluem

- Dor e sensibilidade: Os doentes podem sentir dor e sensibilidade localizadas no maxilar posterior, particularmente à volta do dente afetado ou do local do implante. A dor pode piorar ao morder ou mastigar e pode irradiar para a área da bochecha ou têmpora.

- Pressão ou congestão sinusal: Os doentes podem referir uma sensação de pressão ou plenitude no lado afetado da face, frequentemente acompanhada de congestão ou obstrução nasal. Esta sensação pode ser mais visível quando se inclinam para a frente ou se deitam.

- Inchaço facial: O inchaço da bochecha ou da área periorbital pode desenvolver-se à medida que a inflamação se espalha do seio maxilar para os tecidos circundantes. O inchaço facial pode ser acompanhado de eritema (vermelhidão) e calor ao toque.

- Corrimento nasal purulento: As infecções antrais produzem frequentemente um corrimento nasal purulento (semelhante a pus), que pode ser amarelo ou esverdeado. Os doentes podem notar que o corrimento escorre de uma narina ou ter gotejamento pós-nasal.

- Halitose (mau hálito): A infeção bacteriana no seio maxilar pode resultar num hálito fétido, especialmente se a secreção purulenta for drenada para a cavidade oral.

- Febre: Em casos graves ou quando a infeção se espalha para além da cavidade sinusal, os doentes podem desenvolver febre, arrepios e sintomas sistémicos de infeção.

- Mobilidade dentária: As infecções antrais associadas a patologia periapical ou traumatismo dentário podem causar mobilidade ou afrouxamento do dente afetado devido a alterações inflamatórias nos tecidos periodontais circundantes.

- Sensibilidade do seio maxilar: A palpação da área do seio maxilar pode provocar sensibilidade ou desconforto, particularmente no lado afetado da face.

- Dores de cabeça: Os doentes podem sentir dores de cabeça surdas ou latejantes, particularmente na região das têmporas ou da testa, em resultado da pressão e inflamação dos seios nasais.

- Obstrução nasal: A inflamação e o inchaço da mucosa dos seios paranasais podem obstruir o óstio dos seios paranasais, provocando congestão nasal e dificuldade de drenagem dos seios paranasais.

- Tosse: O gotejamento pós-nasal associado a infecções antrais pode irritar a garganta, levando a uma tosse persistente.

- Mal-estar: Os doentes podem referir uma sensação geral de fadiga, fraqueza ou mal-estar, sobretudo se a infeção for acompanhada de sintomas sistémicos.

<u>Imagiologia clínica</u>

A imagiologia clínica é um complemento útil para o diagnóstico da infeção antral. Pode fornecer informações confirmatórias e caraterísticas para orientar o tratamento da doença.[124]

<u>Radiografias dentárias:</u>

- Radiografias periapicais: Estas fornecem imagens pormenorizadas dos dentes e das estruturas circundantes, incluindo o seio maxilar. As radiografias periapicais podem revelar patologia periapical, como abcessos periapicais, granulomas periapicais ou quistos associados a infecções dentárias. Também podem mostrar evidências de materiais de canais radiculares excessivamente preenchidos que se estendem para o seio maxilar[129].

- Radiografias panorâmicas: Também conhecidas como ortopantomogramas (OPGs), as radiografias panorâmicas fornecem uma visão geral da região maxilofacial, incluindo os seios maxilares. Embora ofereçam um pormenor limitado em comparação com as radiografias periapicais, as radiografias panorâmicas podem ajudar a identificar anomalias grosseiras na região dos seios maxilares, como a opacificação dos seios maxilares ou alterações ósseas sugestivas de sinusite[129].

- Tomografia computorizada de feixe cónico (CBCT): As imagens de CBCT fornecem imagens tridimensionais de alta resolução da região maxilofacial, oferecendo uma visualização detalhada dos dentes, do osso alveolar e dos seios maxilares. A CBCT é particularmente útil para avaliar a relação entre as estruturas dentárias e o seio maxilar, identificar perfurações no pavimento do seio, avaliar a extensão da patologia periapical e detetar materiais de preenchimento na cavidade sinusal. Oferece uma resolução espacial superior em comparação com a radiografia convencional, o que a torna valiosa para o planeamento preciso do tratamento em casos de sinusite odontogénica[129].

- Tomografia computorizada (TC): Os exames de TC oferecem imagens transversais de toda a região maxilofacial, fornecendo informações detalhadas sobre a anatomia dos seios nasais, a patologia e as estruturas circundantes. Os exames de TC são altamente sensíveis na deteção de sinusite, espessamento da mucosa sinusal, níveis de fluidos e alterações ósseas indicativas de infeção ou inflamação. São particularmente úteis na avaliação de casos complicados de sinusite, na identificação de obstruções à drenagem sinusal e na avaliação da extensão do envolvimento da doença.[129]

- Imagem por Ressonância Magnética (IRM): A IRM é menos utilizada para a imagiologia de infecções antrais relacionadas com procedimentos dentários, mas pode ser indicada em determinadas situações, como quando se suspeita de patologia dos tecidos moles ou de complicações intracranianas. A RM oferece um contraste superior dos tecidos moles e não envolve radiação ionizante, o que a torna valiosa para avaliar anomalias dos tecidos moles, identificar a inflamação da mucosa sinusal e detetar complicações intracranianas associadas a sinusite grave[129].

- Radiografia dos seios paranasais: A radiografia convencional dos seios paranasais, incluindo a vista de Water e a vista de Caldwell, pode ser utilizada como ferramenta de rastreio para avaliar a patologia dos seios paranasais, embora ofereça detalhes limitados em comparação com as imagens de TC ou CBCT. São menos utilizadas na prática moderna devido à sua menor sensibilidade e especificidade em comparação com as modalidades de imagiologia transversal[128].

Cada modalidade de imagem tem as suas vantagens e limitações, e a escolha da imagem depende de factores como a apresentação clínica, a suspeita de patologia e a disponibilidade de equipamento. A TCFC e a TC são tipicamente as modalidades preferidas para avaliar infecções antrais relacionadas com procedimentos dentários, devido à sua elevada resolução espacial e à capacidade de visualizar em pormenor as estruturas dentárias e sinusais[125].

5.5.2.4.   **PREVENÇÃO**

A prevenção de infecções antrais relacionadas com procedimentos dentários envolve medidas para minimizar o risco de complicações sinusais durante os tratamentos dentários, bem como estratégias para reduzir a probabilidade de infecções pós-operatórias. Eis as principais medidas preventivas[132]

- Avaliação pré-operatória:

Efetuar uma avaliação pré-operatória completa, incluindo a história clínica e o exame clínico, para identificar os doentes em risco de complicações sinusais. Obter estudos imagiológicos adequados, como radiografias dentárias ou tomografia computorizada de feixe cónico (CBCT), para avaliar a anatomia do seio, a proximidade das raízes ao seio e a presença de patologia sinusal.

- Planeamento do tratamento dentário:

Planear meticulosamente os procedimentos dentários que envolvem a maxila posterior (por exemplo, extracções, canais radiculares, colocação de implantes) para minimizar o risco de complicações sinusais.

Utilizar radiografias dentárias para determinar a localização e a orientação das raízes dentárias relativamente ao fundo do seio e avaliar a presença de patologia do seio.

Efetuar o tratamento do canal radicular com uma atenção meticulosa aos pormenores e aderir aos protocolos de tratamento estabelecidos para minimizar o risco de erros de procedimento. Tenha cuidado ao trabalhar perto dos ápices dos dentes maxilares posteriores para evitar perfurar o fundo do seio. Utilize a orientação radiográfica e mantenha um comprimento de trabalho adequado para evitar o excesso de instrumentação.

- Utilização de medidas de proteção:

Utilizar medidas de proteção durante os procedimentos dentários para evitar a perfuração inadvertida do fundo do seio ou a comunicação com o seio maxilar.

Utilizar instrumentos dentários adequados, tais como brocas dentárias com limitadores de profundidade ou instrumentos de elevação do seio maxilar, para controlar a profundidade e a direção da perfuração e minimizar o risco de penetração do seio maxilar.

Considerar a utilização de guias ou modelos cirúrgicos para assegurar a colocação exacta dos implantes dentários e evitar o impacto no pavimento do seio.

- Monitorização intra-operatória:

Manter uma consciência constante da proximidade dos instrumentos dentários à cavidade sinusal durante os procedimentos dentários, particularmente em áreas onde o pavimento do seio é fino ou pneumatizado.[2]

Utilizar a orientação por imagens intra-operatórias, tais como CBCT ou imagens em tempo real, ao efetuar procedimentos complexos perto do seio maxilar para confirmar a posição dos instrumentos dentários relativamente à anatomia do seio maxilar.

- Tratamento imediato das complicações:

Em caso de suspeita de perfuração ou comunicação do seio, interromper imediatamente o procedimento e avaliar a extensão da lesão.

Se ocorrer perfuração do seio, considerar a possibilidade de encaminhar para um otorrinolaringologista ou cirurgião oral e maxilofacial para avaliação e tratamento, que pode incluir a reparação cirúrgica do defeito do pavimento do seio.

Incentivar os pacientes a informar o seu dentista sobre qualquer história de problemas sinusais ou cirurgias sinusais anteriores antes de se submeterem a tratamentos dentários que envolvam a maxila posterior.[126]

5.5.2.5. <u>ESTRATÉGIAS DE GESTÃO DAS INFECÇÕES ANTRAIS</u>

A gestão das infecções antrais relacionadas com procedimentos dentários envolve uma combinação de medidas conservadoras, intervenções dentárias e tratamentos médicos destinados a controlar a infeção, aliviar os sintomas e prevenir complicações.

Eis um resumo da abordagem de gestão [121]

Gestão conservadora: A gestão conservadora das infecções antrais relacionadas com procedimentos dentários centra-se em abordagens não invasivas para controlar a infeção, aliviar os sintomas e promover a cura.[122]

- Controlo da dor:

Analgésicos como a acetaminofena ou anti-inflamatórios não esteróides (AINEs) podem ser recomendados para aliviar a dor e o desconforto associados à sinusite. Os AINEs também podem ajudar a reduzir a inflamação.[128]

Os sprays de corticosteróides nasais tópicos, disponíveis sem receita médica ou mediante receita médica, podem ser utilizados para reduzir a inflamação nasal e aliviar os sintomas de congestão nasal, particularmente em casos de rinite alérgica ou sinusite crónica.[128]

- Descongestionantes nasais e irrigação salina:

Os descongestionantes nasais de venda livre, como a fenilefrina (0,25%), a oximetazolina (0,5%) e a xilometazolina, podem ajudar a aliviar a congestão nasal, melhorando a ventilação nasossinusal através da redução da secreção mucosa e da melhoria da permeabilidade do complexo osteomeatal.[132]

- Irrigação salina:

A irrigação salina nasal utilizando uma solução salina ou um spray salino nasal pode ajudar a expulsar o muco, os alergénios e os agentes infecciosos das passagens nasais, promovendo a drenagem dos seios nasais e aliviando a congestão.[128]

- Compressas quentes:

A aplicação de compressas quentes sobre a área afetada dos seios nasais pode ajudar a aliviar a dor facial e a pressão associadas às infecções antrais. O calor ajuda a acalmar os tecidos inflamados e a promover o relaxamento das passagens nasais.

- Hidratação e Re st :

Incentivar uma hidratação adequada para ajudar a diluir as secreções de muco e promover a drenagem dos seios nasais. Beber muitos líquidos, especialmente água, pode ajudar a manter as secreções nasais húmidas e a evitar a desidratação. O descanso adequado é importante para apoiar a resposta imunitária do corpo e facilitar a recuperação da infeção. Incentivar os doentes a dormirem o suficiente e a evitarem o esforço excessivo.[132]

- Evitar gatilhos:

Os doentes com rinite alérgica devem ser aconselhados a evitar factores desencadeantes conhecidos, como o pólen, o pó, os pêlos de animais ou os poluentes ambientais, que podem exacerbar os sintomas sinusais. Evitar o fumo do tabaco e outros irritantes pode ajudar a reduzir a inflamação nasal e sinusal e promover a cura.[132]

- Antibióticos:

Podem ser prescritos antibióticos sistémicos para gerir infecções bacterianas associadas a infecções antrais.

Os antibióticos devem ser escolhidos com base nos agentes patogénicos suspeitos ou identificados e no seu perfil de sensibilidade [132].

Os antibióticos habitualmente prescritos incluem amoxicilina-clavulanato, cefalosporinas ou macrólidos. A clindamicina pode ser considerada em casos de alergia à penicilina.

A terapia antibiótica é tipicamente administrada por um período de 7-14 dias, dependendo da gravidade da infeção e da resposta clínica.[132]

- Acompanhamento e controlo:

Os doentes devem ser monitorizados de perto para verificar a resolução dos sintomas, a melhoria dos resultados radiográficos e a resolução dos marcadores de infeção (por exemplo, febre, contagem elevada de glóbulos brancos).

Podem ser agendadas visitas de acompanhamento ao dentista para avaliar os resultados do tratamento, monitorizar a cicatrização dos tecidos periapicais e avaliar a necessidade de outras intervenções, como a colocação de implantes ou a restauração protética.[132]

- Encaminhamento para especialistas:

Pode justificar-se o encaminhamento para um otorrinolaringologista (especialista em ORL) ou cirurgião oral e maxilofacial para uma avaliação mais aprofundada e tratamento de casos complicados ou refractários, particularmente os que envolvem doença sinusal extensa, complicações intracranianas ou suspeita de malignidade[132].

O tratamento conservador é frequentemente eficaz em casos ligeiros a moderados de infecções antrais e pode ajudar a aliviar os sintomas e a promover a resolução da infeção sem necessidade de procedimentos invasivos.

No entanto, pode ser necessária uma monitorização atenta e um escalonamento atempado do tratamento em casos de infeção persistente ou grave para evitar complicações e garantir resultados óptimos para os doentes.[133]

Tratamento cirúrgico: O tratamento cirúrgico das infecções antrais relacionadas com procedimentos dentários pode ser necessário nos casos em que as medidas conservadoras não conseguem controlar a infeção, ou quando ocorrem complicações como sinusite crónica, perfuração do pavimento do seio ou sintomas persistentes. As intervenções cirúrgicas têm como objetivo tratar a patologia dentária subjacente, restaurar a drenagem do seio e promover a resolução da infeção.[133]

Eis as opções de tratamento cirúrgico mais comuns:

- Cirurgia Endoscópica dos Seios (ESS):
  A cirurgia endoscópica dos seios nasais, também conhecida como cirurgia endoscópica funcional dos seios nasais (FESS), é um procedimento minimamente invasivo efectuado por otorrinolaringologistas (especialistas em otorrinolaringologia) para aceder e tratar doenças dos seios nasais utilizando endoscópios e instrumentos especializados. Durante a FESS, as aberturas dos seios nasais são alargadas e o tecido doente, os pólipos ou as lesões obstrutivas na cavidade sinusal são removidos para melhorar a ventilação e a drenagem dos seios nasais. Em casos de sinusite odontogénica, a FESS pode ser indicada para tratar a sinusite crónica, remover pólipos obstrutivos ou tecido de granulação e restaurar a anatomia e função normais do seio.[133]

- Reparação do pavimento sinusal:
  Nos casos em que os procedimentos dentários tenham resultado na

perfuração do pavimento do seio ou na comunicação entre a cavidade oral e o seio maxilar, pode ser necessária uma reparação cirúrgica para selar o defeito e evitar uma maior contaminação da cavidade sinusal.

As técnicas de reparação do pavimento do seio podem envolver a colocação de enxertos ósseos, membranas de barreira ou retalhos de tecido para reconstruir o pavimento do seio e promover a cicatrização óssea. As técnicas de regeneração óssea guiada (ROG) que utilizam materiais de enxerto ósseo e membranas reabsorvíveis podem ser utilizadas para facilitar a regeneração óssea e evitar o crescimento de tecidos moles na cavidade sinusal[133].

- Extração de dentes infectados:

Nos casos em que as infecções dentárias estão a contribuir para as infecções antrais, a extração dos dentes infectados pode ser necessária para eliminar uma potencial fonte de infeção e evitar uma maior contaminação da cavidade sinusal. Podem ser utilizadas técnicas de extração cirúrgica, como a secção do dente ou a luxação cirúrgica, para remover dentes com patologia periapical extensa ou fracturas da raiz[133].

- Procedimento Caldwell-Luc:

O procedimento de Caldwell-Luc é uma técnica cirúrgica mais antiga que envolve o acesso ao seio maxilar através de uma incisão na mucosa bucal (bochecha) e a criação de uma janela na parede lateral do seio para drenagem e irrigação. (Figura 5.50).[133]

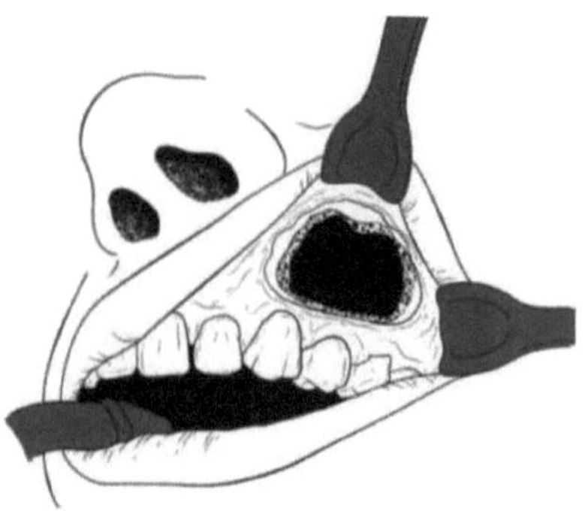

- Acompanhamento e controlo:

Os doentes submetidos a tratamento cirúrgico de infecções antrais devem ser acompanhados de perto no pós-operatório para resolução dos sintomas, cicatrização dos locais cirúrgicos e prevenção de complicações como infeção recorrente, sinusite ou deiscência do pavimento sinusal.[133]

As consultas regulares de acompanhamento com o cirurgião ou dentista responsável pelo tratamento são importantes para avaliar os resultados do tratamento, monitorizar a saúde dos seios nasais e abordar quaisquer preocupações ou complicações pós-operatórias.[133]

O tratamento cirúrgico das infecções antrais relacionadas com procedimentos dentários deve ser efectuado por cirurgiões experientes em colaboração com médicos dentistas para garantir resultados óptimos para os doentes e minimizar o risco de complicações[132].

A escolha da abordagem cirúrgica depende de factores como a extensão da doença sinusal, a patologia dentária subjacente, a anatomia do paciente e a experiência cirúrgica.[132]

As infecções antrais em endodontia requerem uma abordagem abrangente e multidisciplinar para o diagnóstico e a gestão. Ao dar prioridade à deteção precoce, às medidas preventivas, à colaboração interdisciplinar e à educação dos pacientes, os médicos dentistas podem tratar eficazmente as infecções antrais e otimizar os resultados do tratamento para o indivíduo afetado.[133]

6. RESUMO

As complicações sistémicas decorrentes de tratamentos endodônticos (como a terapia de canal) são raras, mas podem ter consequências significativas se ocorrerem.[5,134]

As infecções endodônticas, especialmente as infecções crónicas originadas por um canal radicular não tratado ou mal gerido, podem ter efeitos sistémicos significativos. Estes efeitos são particularmente profundos em indivíduos com condições sistémicas pré-existentes, tais como diabetes ou doenças cardiovasculares[133].

Estas complicações são frequentemente o resultado de infecções, da disseminação de toxinas bacterianas ou de respostas imunitárias desencadeadas durante ou após o tratamento.[135]

Segue-se uma exploração mais pormenorizada destas complicações sistémicas:

1. **Infecções e bacteriemia**

   - **Bacteremia transitória:** Durante um procedimento endodôntico, especialmente em dentes infectados ou necróticos, existe o risco de introdução de bactérias na corrente sanguínea. Esta condição, chamada bacteremia, é geralmente temporária e de pouca consequência em indivíduos saudáveis. No entanto, em pacientes com o sistema imunitário comprometido, portadores de válvulas cardíacas protésicas ou com determinados defeitos cardíacos congénitos, a bacteriemia pode representar um risco significativo.[56]

   - **Endocardite infecciosa:** A endocardite infecciosa é uma condição rara mas grave que pode ocorrer se as bactérias da corrente sanguínea infectarem o revestimento do coração ou as válvulas. Indivíduos com problemas cardíacos pré-existentes ou doenças valvulares correm um risco maior, e a profilaxia antibiótica pode ser recomendada antes do tratamento endodôntico para esses pacientes.[78]

- **Sépsis:** a sépsis é uma condição potencialmente fatal em que uma infeção se espalha pelo corpo, causando uma resposta inflamatória sistémica. Embora seja rara em tratamentos endodônticos, a sepse pode ocorrer se uma infeção dentária não for controlada adequadamente, levando a uma inflamação generalizada, disfunção orgânica e, possivelmente, à morte se não for tratada prontamente.[116,129]

2. Reacções alérgicas

- **Medicamentos:** Os anestésicos locais, antibióticos e analgésicos utilizados durante e após os procedimentos endodônticos podem provocar reacções alérgicas em alguns pacientes. As reacções ligeiras incluem prurido ou inchaço localizado, enquanto as reacções graves (por exemplo, anafilaxia) podem envolver dificuldade em respirar, inchaço da garganta e colapso cardiovascular.[56]

- **Materiais dentários:** Os materiais utilizados nos procedimentos de canal radicular, como o látex (dique de borracha), o eugenol (um componente de alguns selantes) ou determinados agentes de ligação, podem desencadear reacções alérgicas. A hipersensibilidade a estes materiais pode levar a respostas sistémicas, tais como urticária generalizada ou outras reacções alérgicas graves.[67]

- **Selantes à base de formaldeído:** Alguns selantes endodônticos contêm paraformaldeído ou outros materiais à base de resina que podem causar reacções inflamatórias significativas a nível local e toxicidade sistémica se forem lixiviados para os tecidos circundantes ou para a corrente sanguínea[67,95].

3. Propagação da infeção para tecidos e órgãos adjacentes

- **Celulite:** Se uma infeção endodôntica se espalhar para além dos limites do dente, pode levar à celulite, uma infeção profunda dos tecidos caracterizada por inchaço grave, vermelhidão e calor. Se não for tratada, a celulite pode evoluir para a formação de abcessos ou para infecções sistémicas mais graves. [65]

- **Angina de Ludwig:** Trata-se de uma infeção bacteriana grave e de rápida progressão do pavimento da boca e dos espaços do pescoço. Ocorre normalmente devido a um abcesso dentário não tratado. A angina de Ludwig pode obstruir as vias respiratórias, tornando-se numa emergência com risco de vida que requer intervenção médica imediata, frequentemente com drenagem cirúrgica e antibióticos intravenosos.[67]

- **Osteomielite:** As infecções originadas por um problema endodôntico podem espalhar-se para o maxilar, causando osteomielite. Esta infeção do osso pode resultar em sintomas sistémicos, como febre, mal-estar e inchaço localizado. Se não for tratada eficazmente, pode tornar-se crónica e difícil de erradicar, exigindo potencialmente uma intervenção cirúrgica.[121,135]

4. **Toxicidade sistémica dos materiais endodônticos**

- **Extrusão de hipoclorito de sódio:** O hipoclorito de sódio é normalmente utilizado como irrigante durante os procedimentos de canal radicular devido à sua capacidade de desinfetar o sistema de canais. No entanto, se inadvertidamente extrudir para além do ápice do dente para os tecidos circundantes (acidente com hipoclorito), pode causar necrose tecidular local grave, dor e inchaço. Em casos extremos, esta reação tecidular local pode levar a sintomas sistémicos como febre, mal-estar e aumento da frequência cardíaca. É necessária uma intervenção imediata com controlo da dor, medicamentos anti-inflamatórios e antibióticos.[86]

- **Selantes à base de paraformaldeído:** Alguns selantes de canais radiculares utilizados historicamente continham paraformaldeído, uma substância conhecida pelas suas propriedades fixadoras de tecidos. Estes selantes podem ser altamente tóxicos se entrarem nos tecidos periapicais ou na corrente sanguínea. A absorção sistémica de materiais à base de formaldeído pode levar a efeitos tóxicos nos rins, fígado e sistema nervoso central, resultando em sintomas como náuseas, dores de cabeça e, em casos graves, disfunção orgânica. A endodontia moderna geralmente evita estes materiais devido à sua toxicidade, mas ainda podem surgir complicações se forem utilizadas técnicas mais antigas.[135]

5. Impacto nas condições de saúde sistémicas

- **Diabetes:** A diabetes e as infecções endodônticas têm uma relação bidirecional. Uma diabetes mal controlada aumenta o risco de infecções dentárias e, inversamente, as infecções dentárias crónicas podem piorar o controlo glicémico. Os doentes com diabetes não controlada são mais propensos a infecções graves e a complicações como o atraso na cicatrização ou a propagação da infeção. A gestão adequada das infecções através da terapia endodôntica é fundamental para evitar o agravamento sistémico da diabetes.[87]

- **Doença cardiovascular:** Existem cada vez mais provas que sugerem que as infecções dentárias crónicas, incluindo as que requerem terapia endodôntica, podem exacerbar as doenças cardiovasculares. A inflamação sistémica resultante de infecções persistentes pode contribuir para a progressão da aterosclerose, aumentando o risco de ataque cardíaco ou acidente vascular cerebral. Além disso, a bacteriémia durante os tratamentos dentários pode desencadear respostas inflamatórias em pacientes com condições cardíacas pré-existentes.[50]

6. Gravidez e Infecções Endodônticas:

- **Efeitos sistémicos durante a gravidez:** As mulheres grávidas são mais susceptíveis a infecções orais devido a alterações hormonais que afectam o sistema imunitário e aumentam o risco de gengivite na gravidez e de infecções dentárias, incluindo infecções endodônticas. As infecções endodônticas durante a gravidez são preocupantes porque podem levar a uma inflamação sistémica, que tem sido associada a resultados adversos na gravidez, como o nascimento prematuro e o baixo peso à nascença.[88]

- **Resposta Inflamatória e Saúde Fetal:** As infecções dentárias crónicas podem desencadear uma resposta inflamatória sistémica que pode afetar a função placentária e o desenvolvimento fetal. A libertação de citocinas pró-inflamatórias do local da infeção para a corrente sanguínea pode ter consequências negativas para a saúde materna e fetal [93].

- Gestão segura de infecções endodônticas durante a gravidez: Os cuidados dentários adequados são essenciais durante a gravidez. Os tratamentos endodônticos podem ser realizados com segurança durante o segundo trimestre, com o uso de anestesia local e antibióticos que são seguros tanto para a mãe quanto para o feto. Atrasar o tratamento de uma infeção dentária pode representar maiores riscos para a saúde materna e fetal.[60]

7. Respostas imunitárias e doenças auto-imunes

- **Ativação do sistema imunitário:** Os subprodutos bacterianos e os antigénios libertados pelos canais radiculares infectados podem induzir respostas imunitárias sistémicas. Em alguns casos, estas respostas podem exacerbar condições auto-imunes pré-existentes, como a artrite reumatoide, ou desencadear doenças imunomediadas como a glomerulonefrite (inflamação dos rins). A resposta inflamatória sistémica pode não se limitar à área localizada do dente, mas pode envolver múltiplos órgãos e sistemas.[65]

- **Teoria da Infeção Focal:** Esta teoria desactualizada sugeria que as bactérias de uma infeção focal (como um canal radicular não tratado) poderiam semear partes distantes do corpo, causando doenças sistémicas como a artrite ou mesmo certas condições auto-imunes. Embora a teoria tenha sido largamente desacreditada, continua a haver um reconhecimento do impacto sistémico das infecções dentárias crónicas, especialmente em indivíduos imunocomprometidos[76].

8. Infecções metastáticas

- **Propagação para órgãos distantes:** Em casos raros, as bactérias de um dente
infetado podem espalhar-se para órgãos distantes através da corrente
sanguínea. Isto pode levar a infecções em áreas como o cérebro (abcesso
cerebral), os pulmões (abcesso pulmonar ou pneumonia) ou outros tecidos
moles. O risco de infecções metastáticas é mais elevado em doentes com
sistemas imunitários comprometidos, cancro, diabetes ou outras doenças
sistémicas que prejudicam a sua capacidade de combater infecções.[78]

Embora as complicações sistémicas da terapia endodôntica sejam raras, podem ser
graves quando ocorrem. A chave para a prevenção é a gestão cuidadosa das
infecções, a utilização de materiais biocompatíveis, a despistagem de alergias e
condições médicas do doente e a manutenção de técnicas assépticas rigorosas
durante o tratamento. A deteção e intervenção precoces são cruciais quando surgem
sintomas sistémicos após o tratamento, uma vez que os cuidados médicos
atempados podem evitar o agravamento das complicações. A compreensão destes
riscos é essencial tanto para os médicos como para os doentes, particularmente em
indivíduos com condições de saúde sistémicas predisponentes[134,135].

7. CONCULSÃO

Existe sempre a possibilidade de desenvolvimento de uma emergência médica num doente clinicamente comprometido. A recolha da história clínica pode desempenhar um papel importante no reconhecimento desse doente clinicamente comprometido. Deve ser dada importância à história médica e dentária anterior para que muitas das emergências médicas possam ser mantidas à distância. Todos os dentistas e o pessoal do consultório dentário devem estar preparados para reconhecer e tratar respostas adversas utilizando as diretrizes actuais adequadas. As doenças sistémicas mais comuns que afectam a população idosa. As abordagens preventivas são enfatizadas e são oferecidas recomendações para a gestão dos pacientes, a fim de proporcionar uma melhor compreensão das complicações das doenças sistémicas que afectam a saúde oral e sistémica dos pacientes mais velhos.[16]

As complicações sistémicas das infecções dentárias sublinham a importância de cuidados dentários atempados e da manutenção de boas práticas de higiene oral para evitar o aparecimento de condições médicas graves. O diagnóstico imediato e a gestão adequada das infecções dentárias são essenciais para evitar a sua progressão para complicações sistémicas e para salvaguardar a saúde e o bem-estar geral.[12]

A terapia endodôntica, em vez da extração, pode ser o tratamento de escolha para pacientes medicamente comprometidos devido ao seu estado de saúde e psicológico. Hoje em dia, os endodontistas estão muito bem informados sobre as doenças sistémicas e podem oferecer um tratamento endodôntico de alto nível, ao mesmo tempo que minimizam o potencial problema relacionado com a saúde geral do paciente[11].

Cada procedimento endodôntico tem um grau variável de risco inerente. As normas de boas práticas exigem que o médico evite riscos não razoáveis que possam prejudicar o paciente. O tratamento é considerado negligente quando um clínico razoavelmente cuidadoso deveria ter previsto e evitado um risco de dano não razoável para o paciente.[36]

Na endodontia, que se ocupa essencialmente do estudo e tratamento da polpa dentária e dos tecidos circundantes, várias conclusões podem ser tiradas quanto às suas implicações na saúde oral.[13]

- Preservação dos dentes naturais: O tratamento endodôntico, como a terapia de canal, tem como objetivo preservar os dentes naturais através do tratamento de infecções ou danos no interior do dente

- estrutura. Isto ajuda a manter a função oral correta, a estética e a saúde dentária geral.[6]

- Prevenção da propagação da infeção: Os procedimentos endodônticos eliminam eficazmente a infeção da polpa do dente e do sistema de canais radiculares. Ao fazê-lo, evitam a propagação da infeção aos tecidos circundantes, reduzindo o risco de complicações sistémicas associadas às infecções dentárias.[4]

- Proteção contra a perda de dentes: A terapia endodôntica pode evitar a extração de dentes gravemente infectados ou danificados. A retenção de dentes naturais através do tratamento endodôntico ajuda a manter uma oclusão correta, evita que os dentes adjacentes se desloquem e preserva a densidade do maxilar, apoiando assim a saúde oral geral.[5]

- Alívio da dor e do desconforto: O tratamento endodôntico alivia a dor e o desconforto associados a infecções dentárias, traumatismos ou inflamação da polpa. Ao tratar a causa subjacente da dor dentária, a terapia endodôntica melhora a qualidade de vida e o bem-estar geral dos pacientes.[3]

- Contribuição para a saúde sistémica: A saúde oral está intimamente ligada à saúde sistémica. O tratamento endodôntico previne a propagação de bactérias orais e mediadores inflamatórios associados a infecções dentárias, reduzindo o risco de doenças sistémicas como as doenças cardiovasculares, complicações da diabetes e resultados adversos na gravidez.[56]

- Manutenção da função oral: Os dentes tratados endodonticamente funcionam de forma semelhante aos dentes naturais, permitindo aos pacientes mastigar, falar e sorrir com confiança. Isto preserva a função oral e ajuda a manter uma nutrição e digestão adequadas, contribuindo ainda mais para a saúde geral.[59]

Gestão da saúde oral a longo prazo: A terapia endodôntica é muitas vezes uma parte dos cuidados dentários abrangentes destinados a manter a saúde oral a longo prazo. Visitas regulares de acompanhamento ao e práticas de higiene oral adequadas ajudam a garantir o sucesso e a longevidade dos dentes tratados endodonticamente, promovendo benefícios sustentados para a saúde oral. [36]

A endodontia desempenha um papel vital na preservação dos dentes naturais, na prevenção da propagação de infecções, no alívio da dor e no apoio à saúde oral e sistémica em geral. A incorporação de princípios endodônticos em estratégias abrangentes de cuidados dentários é essencial para promover resultados óptimos de saúde oral e melhorar a qualidade de vida dos pacientes.[45]

Os cuidados dentários atempados e as boas práticas de higiene oral são cruciais para prevenir o aparecimento de problemas de saúde graves decorrentes de infecções dentárias. O diagnóstico imediato e a gestão adequada das infecções dentárias desempenham um papel fundamental na prevenção da sua evolução para complicações sistémicas, salvaguardando assim a saúde e o bem-estar geral. Isto realça a importância de check-ups dentários regulares, da intervenção precoce para problemas dentários e de hábitos de higiene oral consistentes na manutenção da saúde oral e sistémica.[134]

8. BIBLIOGRAFIA

1. Wynne C. Endodontia em pacientes sistemicamente comprometidos. *Complicações comuns em endodontia* 2018Aug; 26(3):263-292.

2. Ferrari CH, Machado R, Aguiar L, Martinho FC. Alargamento foraminal intencional: uma revisão crítica. *Endodontic Practice.* 2016 Feb 2;44(5):14-21.

3. Little JW, Miller C, Rhodus NL. Dental Management of the Medically Compromised Patient-E-Book (Gestão dentária do paciente clinicamente comprometido - livro eletrónico): Gestão dentária do paciente medicamente comprometido - E-Book. Elsevier Ciências da Saúde; 8 de agosto de 2017;46(5):1-6.

4. Jacobson J, Jainkittivong A, Yeh CK, Guest GF, Cottone JA. Avaliação das consultas médicas numa clínica dentária de pré-doutoramento. *Oral Surgery, Oral Medicine, Oral Pathology, Oral Radiology, and Endodontology.* 1995 Oct 1;80(4):409-413.

5. Aminoshariae A, Kulild JC, Mickel A, Fouad AF. Associação entre doenças sistémicas e resultados endodônticos: uma revisão sistemática. *Journal of Endodontics.* 2017 Abr 1;43(4):514-519.

6. Bahar E, Yoon H. Lidocaína: um anestésico local, seus efeitos adversos e tratamento. *Medicina.* 2021 July 30;57(8):782-785.

7. Adou, Akp'e & Ats'e-N'guessan, Koboh & Adou-Assoumou, Marie & NdEe, Jean & Krah-Sinan, Aline. Conhecimento dos dentistas de Abidjan sobre as diretrizes actuais para a gestão de pacientes cardiopatas durante o tratamento endodôntico. *Indian Journal of Conservative and Endodontics.* 2020Maio;5(2):44-47.

8. Syed M, Chopra R, Sachdev V. Allergic reactions to dental materials-a systematic review (Reacções alérgicas a materiais dentários - uma revisão sistemática). Jornal de investigação clínica e de diagnóstico: *Jornal de Investigação Clínica e de Diagnóstico.* 2015 Oct;9(10);31-33.

9. Dussault G, Sheiham A. Medical theories and professional development: the theory of focal sepsis and dentistry in early twentieth century Britain (Teorias médicas e desenvolvimento profissional: a teoria da sépsis focal e a medicina

dentária na Grã-Bretanha do início do século XX). *Social Science & Medicine.* 1982 Jan 1;16(15):1405-1412.

10. Kumar PS. Da sépsis focal à medicina periodontal: um século de exploração do papel do microbioma oral na doença sistémica. *O Jornal de Fisiologia.* 2017 Jan 15;595(2):465-476.

11. Grossman LI. Endodontia: antes e agora. *Cirurgia Oral, Medicina Oral, Patologia Oral.* 1971 Aug 1;32(2):254-259.

12. Kaufman AY, Keila S. Hipersensibilidade ao hipoclorito de sódio. *Jornal de endodontia.* 1989 maio 1;15(5):224-226.

13. Okabe K, Nakagawa K, Yamamoto E. Factores que afectam a ocorrência de bacteriemia associada à extração dentária. *Revista internacional de cirurgia oral e maxilofacial.* 1995 Jun 1;24(3):239-242.

14. Debelian GJ, Olsen I, Tronstad L. Bacteremia anaeróbia e fungemia em pacientes submetidos a terapia endodôntica: uma visão geral. *Annals of Periodontology.*1998 Jul;3(1):281-287.

15. Smeets EC, de Jong KJ, Abraham-Inpijn L. Detetar o paciente clinicamente comprometido em medicina dentária através da história médica relacionada com o risco: Um inquérito a 29.424 pacientes dentários nos Países Baixos. *Preventive medicine.* 1998 Jul 1;27(4):530-535.

16. Henning Abrahamsson K, Berggren U, Carlsson SG. Aspectos psicossociais dos medos dentários e gerais em pacientes com fobia dentária. *Ata Odontologica Scandinavica.* 2000 Jan 1;58(1):37-43.

17. Li X, Kolltveit KM, Tronstad L, Olsen I. Doenças sistémicas causadas por infecções orais. Revisões de microbiologia clínica. *Sociedade Americana de Microbiologia.* 2000Oct 1;13(4):547-558.

18. Jejum S, Gisvold SE. Problema intra-operatório grave, uma revisão de cinco anos de anestésicos. *Canadian Journal of Anesthesia.* 2002 Jun 1;49(6):545-553.

19. Cleveland JL, Gray SK, Harte JA, Robison VA, Moorman AC, Gooch BF. Transmissão de agentes patogénicos transmitidos pelo sangue em ambientes de cuidados de saúde dentários nos EUA: atualização de 2016. *O Jornal da*

Associação Dentária Americana. 2016 Sept 1;147(9):729-738.

20. Gawkrodger DJ. Investigação de reacções a materiais dentários. *Jornal britânico de dermatologia.* 2005 Sept 1;153(3):479-485.

21. Scott JF, Morgan D, Avent M, Graves S, Goss AN. Pacientes com articulações artificiais: necessitam de cobertura antibiótica para tratamento dentário. *Jornal dentário australiano.* 2005 Dec;50: 45-53.

22. Hupp WS. Tratamento dentário de pacientes com doenças pulmonares obstrutivas. *Dental Clinics of North America.* 2006 Oct 1;50(4):513-527.

23. Karabucak B, Stoopler ET. Tratamento do canal radicular num paciente com alergia ao óxido de zinco: relato de um caso. *Revista Internacional de Endodontia.* 2007 Oct;40(10) :800- 807.

24. Lockhart PB, Brennan MT, Sasser HC, Fox PC, Paster BJ, Bahrani-Mougeot FK. Bacteremia associada à escovagem de dentes e à extração dentária. Circulation. *American Heart Association.* 2008 Jun 17;117(24):3118-3125.

25. Dougall A, Fiske J. Access to special care dentistry, parte 5. Segurança. *British dental journal.* 2008 Aug 23;205(4):177-190.

26. Greenwood M. Medical emergencies in dental practice 2 Management of specific medical emergencies (Emergências médicas na prática dentária 2 Gestão de emergências médicas específicas). *South African Dental Journal.* 2009 Aug 1;64(7):298-304.

27. McEntee J. Dental local anaesthetics and latex: advice for the dental practitioner. *Dental Update.* 2012 Sep 2;39(7):508-510.

28. Lima SM, Grisi DC, Kogawa EM, Franco OL, Peixoto VC, Gonçalves-Júnior JF, Arruda MP, Rezende TM. Diabetes mellitus e doença inflamatória pulpar e periapical: uma revisão. *International endodontic journal.* 2013 Aug;46(8):700-719.

29. Johns DA, Hemaraj S, Varoli RK. Estomatite alérgica de contacto provocada pelo bisfenol-a-glicidil dimetacrilato durante a aplicação de restaurações de compósito: *Indian Journal of Dental Research.* 2014 Mar 1;25(2):266-268.

30. Fontes TV, Ferreira SM, Silva-Júnior A, dos Santos Marotta P, Noce CW, de Carvalho Ferreira D, Gonçalves LS. Lesões perirradiculares em pacientes

infectados pelo HIV atendidos na faculdade de odontologia: achados clínicos, situação sócio-demográfica, hábitos e dados laboratoriais - buscando uma associação. clínicas. *Jornal de Medicina Clínica* 2014;69: 627-633.

31. Tavares M, Calabi KA, San Martin L. Doenças sistémicas e saúde oral. Clínicas Odontológicas. *Journal of Clinical Medicine.* 2014 Oct 1;58(4):797-814.

32. Goutam M, Giriyapura C, Mishra SK, Gupta S. Alergia ao titânio: uma revisão da literatura. *Revista indiana de dermatologia.* 2014 Nov 1;59(6):630-635.

33. Chaudhry S, Jaiswal R, Sachdeva S. Considerações dentárias em doentes cardiovasculares: Uma perspetiva prática. *Indian heart journal.* 2016 Jul 1;68(4):572-575.

34. Thornhill MH, Dayer M, Lockhart PB, Prendergast B. Antibiotic prophylaxis of infective endocarditis. *Associação Médica Americana de dermatologia.* 2017 Feb;19: 1-8.

35. Song M. Dental care for patients taking antiresorptive drugs: a literature review. *Dentisteria restauradora e endodontia.* 2019 Nov;44(4):1-6.

36. Warshaw EM, Kimyon RS, Silverberg JI, Belsito DV, DeKoven JG, Maibach HI, Zug KA, Atwater AR, Mathias T, Sasseville D, Fowler JF. Avaliação dos resultados do teste de adesivo em doentes com dermatite anogenital. *Associação Médica Americana de dermatologia.* 2020 Jan 1;156(1):85-91.

37. Lugovic-Mihic L, Ilic I, Budimir J, Pondeljak N, Mravak Stipetic M. Alergias e alergénios comuns em doenças orais e periorais. *Ata clinica Croatica.* 2020 Jun 1;59(2.):318-328.

38. Favero V, Bacci C, Volpato A, Bandiera M, Favero L, Zanette G. Gravidez e medicina dentária: Uma revisão da literatura sobre a gestão do risco durante os procedimentos cirúrgicos dentários. *Revista de odontologia.* 2021 Apr 19;9(4):46-62.

39. Shrivastava M, Battaglino R, Ye L. Uma revisão exaustiva dos biomarcadores associados a perturbações temporomandibulares dolorosas. *Revista internacional de ciência oral.* 2021 Dez;13(1):23-29.

40. Choi C, Vafaei-Nodeh S, Phillips J, de Gannes G. Approach to allergic contact dermatitis caused by topical medicaments. Canadian Family Physician. *O jornal oficial do Colégio de Médicos de Família do Canadá.* 2021 Jun 1;67(6):414-419.

41. Abalkhail A, Kabir R, Elmosaad YM, Alwashmi AS, Alhumaydhi FA, Alslamah T, Almoammar KA, Alsalamah YA, Mahmud I. Needle-stick and sharp injuries among hospital healthcare workers in Saudi Arabia: a cross-sectional survey. *Jornal Internacional de Investigação Ambiental e Saúde Pública.* 2022 May 23;19(10):6342.6352.

42. Roach K, Roberts J. A comprehensive summary of disease variants implicated in metal allergy. *Jornal de Toxicologia e Saúde Ambiental.* 2022 Aug 18;25(6):279-341.

43. Minasyan H. Sepsis and septic shock: Pathogenesis and treatment perspectives. *Jornal de cuidados críticos.* 2017 Ago 1;40: 229-242.

44. Dao V, Mallya SM, Markovic D, Tetradis S, Chugal N. Reimpressão de: Prevalence and Characteristics of Root Resorption Identified in Cone-Beam Computed Tomography Scans. *Journal of endodontics.* 2023 Jun 1;49(6):692-702.

45. Da Silva ZA, Melo WW, Ferreira HH, Lima RR, Souza-Rodrigues RD. Tendências Globais e Direcções de Investigação Futuras para as Desordens Temporomandibulares e Células Estaminais. *Journal of FunctionalBiomaterials.* 2023 Feb 13;14(2):103-121.

46. Lee PC, Peng TY, Ma TL, Chiang KY, Mine Y, Lee IT, Yu CC, Chen SF, Yu JH. Efeito de várias condições de abrasão de partículas transportadas pelo ar na ligação entre o poliéter-éter-cetona (PEEK) e o cimento de resina dentária. *Polymers.* 2023 Abr 28;15(9):2114-2124.

47. Sãndulescu M, Nicolescu MI, Funieru C, Şahin GÖ, Sãndulescu O. Exposure to Biological Fluids in Dental Practic Narrative Review on Appropriate Risk Assessment to Guide Post-Exposure Management (Exposição a fluidos biológicos na prática dentária). Pathogens. 2023 Jul 24;12(7):968-982.

48. Friedman A, Schweiker-Kahn O, Roy S. Uma misteriosa erupção

urticariforme recorrente e um metal que altera a vida. *Cureus.* 2023 Ago 31;15(8).1-3.

49. Chen S, Hong X, Ye Z, Wu M, Chen L, Wu L, Wang Y, Chen Y, Wu J, Wang J, Zhang Q. O efeito do tratamento do canal radicular e das restaurações pós-coroa na distribuição de tensões em dentes com periodontite periapical: uma análise de elementos finitos. *Biomed central Oral Health.* 2023 Dez 6;23(1):973-985.

50. Trucillo P. Biomaterials for drug delivery and human applications. *Materials.* 2024 Jan 18;17(2):456-473.

51. Singh V, Hans M, Shekhar R, Paul R. Considerações endodônticas em pacientes cardiovasculares. *Jornal Europeu de Investigação Farmacêutica e Médica.* 2020;7(1):246-52.

52. Kuzekanani M, Gutmann JL. Conceitos mais recentes no tratamento endodôntico de pacientes com distúrbios cardiovasculares. *Jornal Europeu de Endodontia.* 2019;4(2):86.

53. Meuwly C, Chowdhury T, Sandu N, Golanov E, Erne P, Rosemann T, Schaller B. Definição e diagnóstico do reflexo trigeminocardíaco: uma abordagem teórica fundamentada para uma atualização. *Fronteiras em neurologia.* 2017 Oct 9; 8:533.

54. Cha ST, Eby JB, Katzen JT, Shahinian HK. Reflexo trigeminocardíaco: um caso único de assistolia recorrente durante a rizotomia bilateral da raiz sensorial do trigémeo. *Journal of Cranio-Maxillofacial Surgery.* 2002 Apr 1;30(2):108-111.

55. James I, Huang S, Chang HH, Lin CP, Liao WC, Kao CT, Huang TH. Reflexo trigeminocardíaco durante o tratamento não cirúrgico do canal radicular de dentes com pulpite irreversível. *Jornal da Associação Médica de Formosan.* 2018 Jun 1;117(6):512-517.

56. Agarwal A, Mittal G, Garg R, Rathi A. Reflexo trigeminocardíaco durante a extração do terceiro molar superior: A nossa experiência. *Jornal Nacional de Cirurgia Maxilofacial.* 2022 May 1;13(2):311-314.

57. Nup C, Rosenberg P, Linke H, Tordik P. Quantificação de catecolaminas na

polpa dentária humana inflamada por cromatografia líquida de alta eficiência. *Journal of endodontics.* 2001 Feb 1;27(2):73-85.

58. James I, Huang S, Chang HH, Liao WC, Lin CP, Kao CT, Huang TH. Redução da pressão arterial em pacientes com dentes com pulpite irreversível tratados com tratamento de canal não cirúrgico. *Journal of Dental Sciences.* 2017 Dez 1;12(4):382- 387.

59. Roedig JJ, Shah J, Elayi CS, Miller CS. Interference of cardiac pacemaker and implantable cardioverter-defibrillator activity during electronic dental device use. The *Journal of the American Dental Association.* 2010 May 1;141(5):521-526.

60. Chong B S. Diretrizes de qualidade para o tratamento endodôntico: relatório de consenso da Sociedade Europeia de Endodontologia. *Jornal Internacional de Endodontia* 2006;39(4):921-930.

61. Sriman N, Prabhakar V, Bhuvaneswaran JS, Subha N. Interferência do localizador apical, do verificador de polpa e da diatermia na função do pacemaker. *Journal of Conservative Dentistry.* 2015 Jan 1;18(1):15-19.

62. Lister T, Grant L, Lee SM, Cole RP, Jones A, Taylor T, Mayo A, Wright PA. Electromagnetic interference from lasers and intense light sources in the treatment of patients with artificial pacemakers and other implantable cardiac devices. *Lasers na ciência médica.* 2015 Jul;30: 1619-1622.

63. Isaacs D, Fitzgerald D. Seven alternatives to evidence-based medicine (Sete alternativas à medicina baseada em provas). *British Medical Journal* 1999;319(7225):1618-1621.

64. Erdogan O. Interferência electromagnética em pacemakers. *Indian Pacing and Electrophysiology Journal.* 2002 Jul;2(3):74-78.

65. Kamal R, Dahiya P, Saini HR. Tratamento dentário em pacientes com pacemakers cardíacos: Será um caso de risco? *Jornal de Investigação e Revisão Dentária.* 2016 Abr 1;3(2):76-83.

66. Umino M, Nagao M. Doenças sistémicas em pacientes dentários idosos. *International Dental Journal* 1993;43(3):213-218.

67. Carmona IT, Dios PD, Scully C. Uma atualização sobre as controvérsias na

endocardite bacteriana de origem oral. *Oral Surgery, Oral Medicine, Oral Pathology, Oral Radiology, and Endodontology.* 2002 Jun 1;93(6):660-700.

68. Brincat M, Savarrio L, Saunders W. Endodontia e endocardite infecciosa - é necessária a quimioprofilaxia antimicrobiana. *International Endodontic Journal.* 2006 Sep;39(9):671-682.

69. Siqueira Jr JF. Infecções endodônticas: conceitos, paradigmas e perspectivas. *Cirurgia Oral, Medicina Oral, Patologia Oral, Radiologia Oral e Endodontologia.* 2002 Sep 1;94(3):281-293.

70. Mang-de la Rosa MR, Castellanos-Cosano L, Romero-Perez MJ, Cutando A. A bacteremia de origem dentária e suas implicações no aparecimento da endocardite bacteriana. *Medicina.2014* Jan; 19(1):67-73. Bender IB, Montgomery S. Procedimentos endodônticos não cirúrgicos para o paciente em risco de endocardite infecciosa e outros distúrbios sistémicos. *Journal of Endodontics.* 1986 Jan 1 ; 12(9):400-407. Atai Z, Atai M. Efeitos secundários e complicações dos materiais dentários na cavidade oral. *Revista Americana de Ciências Aplicadas.* 2007 1;4(11):946- 949.

71. Pahade A, Bajaj P, Reche A, Shirbhate U. Immunomodulators and Their Applications in Dentistry and Periodontics: A Comprehensive Review. *Cureus.* 2023 7;15(10):1-7.

72. Donlon WC. Imunologia em medicina dentária. *O Jornal da Associação Dentária Americana.* 1980 1;100(2):220-231.

73. Taylor JS, Erkek E. Latex allergy: diagnosis and management (Alergia ao látex: diagnóstico e tratamento). *Dermatologic Therapy.* 2004 ;17(4):289-301.

74. Kumar RP. Alergia ao látex na prática clínica. *Jornal indiano de dermatologia.* 2012 1;57(1):66-70.

75. Kosti E, Lambrianidis T. Tratamento endodôntico em casos de reação alérgica ao dique de borracha. *Journal of Endodontics.* 2002 Nov 1;28(11):787-789.

76. Hensten A, Jacobsen N. Reacções alérgicas na prática endodôntica. Endodontic Topics. 2005 ;12(1):44-51.

77. Knowles KI, Ibarrola JL, Ludlow MO, Anderson JR, Newcomb BE. Alergia ao látex da borracha e o paciente endodôntico. *Journal of Endodontics.* 1998 1;24(11):760-762.

78. Scully C, Ng YL, Gulabivala K. Complicações sistémicas devidas a manipulações endodônticas. Endodontic Topics. 2003 ;4(1):60-68.

79. Associação Americana de Endodontistas. Glossário de termos endodônticos. *Associação Americana de Endodontistas;* 2003.

80. Tomoyasu Y, Mukae K, Suda M, Hayashi T, Ishii M, Sakaguchi M, Watanabe Y, Jinzenji A, Arai Y, Higuchi H, Maeda S. Reacções alérgicas a anestésicos locais em pacientes dentários: análise de testes intracutâneos e de desafio. *The open dentistry journals.* 2011; 5:146-149.

81. Arya V, Arora G, Kumar S, Kaur A, Mishra S. Gestão de pacientes com alergia a anestésicos locais: dois relatos de casos. *Jornal de anestesia dentária e medicina da dor.*2021 ;21(6):583-595.

82. Bahar E, Yoon H. Lidocaína: um anestésico local, seus efeitos adversos e tratamento. *Medicina.* 2021 30;57(8):782-792.

83. Hülsmann M, Hahn W. Complicações durante a irrigação do canal radicular - revisão da literatura e relatos de casos. *Revista internacional de endodontia.* 2000 1;33(3);27-63.

84. Perotti S, Bin P, Cecchi R. Acidente com hipoclorito durante terapia endodôntica com lesão nervosa - relato de caso. Ata Bio Medica. *Revista sobre Aspectos Clínicos e Cirúrgicos da Medicina:* Atenei Parmensis. 2018;89(1):104-108.

85. Anna B, Craig D, Gordon L, Eric S. Tendências actuais na endodontia regenerativa: A Web-based Survey. *Journal of Endodontics.* 2024 1;50(2):181- 188.

86. Mohammadi Z. Chlorhexidine gluconate, its properties and applications in endodontics. *Revista iraniana de endodontia.* 2008;2(4):113-125.

87. Abbott PV. Prevenção e tratamento da reabsorção inflamatória externa após trauma nos dentes. *Australian dental journal.* 2016; 61(3):82-94.

88. Gasner NS, Brizuela M. Materiais endodônticos utilizados para obturação de

canais radiculares. *Jórnal de Ciências Aplicadas.*_{2022:84-89.}

89. Tammannavar P, Pushpalatha C, Jain S, Sowmya SV. Uma reação de hipersensibilidade positiva inesperada ao eugenol. *Journal of Conservative Dentistry and Endodontics (Jornal de Dentisteria Conservadora e Endodontia).* 2013:56-78.

90. Kaur A, Shah N, Logani A, Mishra N. Biotoxicity of commonly used root canal sealers: A meta-analysis. *Journal of Conservative Dentistry and Endodontics (Jornal de Dentisteria Conservadora e Endodontia).* 2015 1;18(2):83-88.

91. Suhag A, Chhikara N, Pillania A, Yadav P. Materiais de obturação de extremidades radiculares: Uma revisão. *Jornal Indiano de Ciência Dentária.* 2018;4: 320-323.

92. Gulati S, Sumanthini MV, Shenoy V. Retratamento da Obturação com Ponta de Prata: Um relato de caso e uma visão geral. *Jornal de Odontologia Contemporânea.* 2012 ;2(3):114-118.

93. Hensten-Pettersen A, Brstavik D, Wennberg A. Potencial alergénico dos selantes de canais radiculares. *Traumatologia Dentária.* 1985 ;1(2):61-65.

94. Tarnow DP, Magner AW, Fletcher P. O efeito da distância do ponto de contacto à crista óssea na presença ou ausência da papila dentária interproximal. *Journal of periodontology.* 1992 ;63(12):995- 996.

95. Klopper P, Muller JH, Van Hattum AH. Microcirurgia e cicatrização de feridas. Amesterdão: *Excerpta Medica.* 1979;11(1):12-23.

96. CHONG BS, PITT FORD TR. Materiais de obturação da extremidade radicular: racionalidade e resposta dos tecidos. *Endodontic topics.* 2005 ;11(1):114-130.

97. Bruce GR, McDonald NJ, Sydiskis RJ. Cytotoxicity of retrofill materials. *Journal of Endodontics.* 1993 Jun 1;19(6):288-292.

98. Tsesis I, Rosen E, Tamse A, Taschieri S, Del Fabbro M. Effect of guided tissue regeneration on the outcome of surgical endodontic treatment: a systematic review and meta-analysis. *Journal of endodontics.* 2011 1;37(8):1039-1045.

99. Kratchman SI. Microcirurgia endodôntica. Compêndio de formação contínua em medicina dentária (Jamesburg, NJ: 1995). 2007 Jun 1;28(6):324-330.

100. Mohammadi Z. Parestesia dos nervos mentoniano e alveolar inferior relacionada com a endodontia: uma revisão actualizada. *O Jornal oficial do Colégio de Médicos de Família do Canadá.* 2010 Jan 1;76(117):1-5.

101. Andrabi SM, Alam S, Zia A, Khan MH, Kumar A. Parestesia do nervo mental secundária ao início da terapia endodôntica: *Restorative dentistry & endodontics.* 2014 Aug;39(3):215-225.

102. Ghafoor H, Haroon S, Atique S, Huda AU, Ahmed O, Khair AO, Samad AA. Complicações Neurológicas da Anestesia Local em Medicina Dentária: A Review. *Cureus.* 2023 Dez 19;15(12):12-18.

103. Shadmehr E, Shekarchizade N. Parestesia do nervo mental induzida por lesão periapical endodôntica. *Revista de investigação dentária.* 2015 Mar 1;12(2):192-196.

104. Setzer FC, Kratchman SI. Situação atual e direcções futuras: Endodontia cirúrgica. *International Endodontic Journal;55(4):1020-1058.*

105. Haas DA. Complicações localizadas da anestesia local. *Jornal da Associação Dentária da Califórnia* 1998;26(9):677-682.

106. Neaverth EJ. Complicações incapacitantes após a sobreextensão inadvertida de um material de obturação do canal radicular. *Jornal de endodontia.* 1989 Mar 1;15(3):135-139.

107. González-Martín M, Torres-Lagares D, Gutiérrez-Pérez JL, Segura-Egea JJ. Parestesia do nervo alveolar inferior após o enchimento excessivo do cimento endodôntico no canal mandibular. *Journal of endodontics.* 2010 1;36(8):1419-1421.

108. LENARDA D. Parestesia do nervo mental induzida por infeção periapical: relato de caso. *Cirurgia Oral Medicina Oral Patologia Oral Radiologia Oral.* 2000; 90:746-749.

109. Prasad V. Ingestão acidental de corpo estranho na prática dentária e sua gestão. *Jornal Internacional de Pedodontia e Reabilitação.* 2018 Jan 1; 3:5-7.

110. Ish P, Rathi V, Khan I, Khan K, Datta S. Aspiração acidental de lima endodôntica: uma complicação temida mas evitável. *Jornal Nacional de Cirurgia Maxilofacial.* 2012(5):78-87.

111. Saraf HP, Nikhade PP, Chandak MG. Ingestão acidental de lima endodôntica: relato de caso. Case Reports in Dentistry. 2012(1):278-287.

112. Yadav RK, Yadav HK, Chandra A, Yadav S, Verma P, Shakya VK. Aspiração/ingestão acidental de corpos estranhos em medicina dentária: Uma perspetiva clínica e jurídica. *Jornal Nacional de Cirurgia Maxilofacial.* 2015 Jul 1;6(2):144-151.

113. Usha C, Mithunjit S. Ingestão acidental de agulha de irrigação durante o procedimento endodôntico - Utilização de fluoroscopia digital na gestão. *Journal of Dental Research.* 2015; 5:46-51.

114. El-Ghamrawy AS, Negm SA, Meabed M, Negm SA. Ingestão acidental de um grampo de borracha de dique por uma criança de 4,5 anos de idade. *Jornal de Investigação Dentária.* 2015; 3:2-7.

115. Bondarde P, Naik A, Patil S, Shah PH. Ingestão acidental e recuperação sem intercorrências de uma lima endodôntica numa criança de 4 anos: Um relato de caso. *Journal of International Oral Health.* 2015;769-774.

116. . Singh G, Gambhir RS, Singh S, Kaur H. Aspiração acidental de coroas dentárias e recuperação. *Jornal de Prática Dentária Contemporânea.* 2012 Sep 1;13(5):716- 718.

117. Campbell EA, Wilbert CD. *Imagem de corpo estranho.*2017Julho1;11(6)1-4.

118. Parolia A, Kamath M, Kundubala M, Manuel TS, Mohan M. Management of foreign body aspiration or ingestion in dentistry. *Jornal Médico da Universidade de Kathmandu.* 2009 Abr 1;7(26):165-171.

119. Reddy MR, Solomon RV, Reddy IS. Gestão de emergência de uma ingestão de corpo estranho dentário usando esofagoscopia rígida. *Jornal da Academia Pierre Fauchard.* 2014 Dec 1;28(4):125-128.

120. Samlaska CP, Maggio KL. Enfisema subcutâneo. *Avanços em Dermatologia.* 1996;11:117-151.

121. Mascarenhas RJ. Tratamento de enfisema facial subcutâneo secundário a uma

restauração dentária classe V. *Relato de casos clínicos.* 2019 May;7(5):1025-1030.

122. Shimizu R, Sukegawa S, Sukegawa Y, Hasegawa K, Ono S, Fujimura A, Yamamoto I, Ibaragi S, Sasaki A, Furuki Y. Enfisema subcutâneo relacionado ao tratamento odontológico: uma série de casos. *In Healthcare* 2022 Feb; 10(2) 290-300.

123. Sharma NK, Singh AK, Pandey A, Verma V, Singh S. Deslocação da articulação temporomandibular. *Jornal nacional de cirurgia maxilofacial.* 2015 Jan 1;6(1):16-20.

124. Prechel U, Ottl P, Ahlers OM, Neff A. O tratamento da luxação da articulação temporomandibular: Uma revisão sistemática. *Deutsches Aerzteblatt International.* 2018 Feb;115(5):59.

125. Krishnakumar Raja VB. Luxação da articulação temporomandibular. *Cirurgia Oral e Maxilofacial para o Clínico.* 2021:1381-1399.

126. Agacayak KS, Kose I, Gulsun B, Atalay Y, Yaman F, Ucan MC. Deslocação da Articulação Temporomandibular (ATM) Durante a Intubação e Procedimentos Dentários. *Journal of International Dental and Medical Research.* 2012 Jan 9;5(3):165-168.

127. Niazi SA, Bakhsh A. Associação entre infeção endodôntica, seu tratamento e saúde sistémica: uma revisão narrativa. *Medicina.* 2022 Jul 14;58(7):931-954.

128. Petersson A, Axelsson S, Davidson T, Frisk F, Hakeberg M, Kvist T, Norlund A, Mejàre I, Portenier I, Sandberg H, Trænæus S. Radiological diagnosis of periapical bone tissue lesions in endodontics: a systematic review. *International Endodontic Journal.* 2012 Sep;45(9):783-801.

129. Gluskin AH. Contratempos e complicações graves na obturação endodôntica. Tópicos de endodontia. *Jornal de Reabilitação Dentária e Ciência Aplicada.* 2005 Nov;12(1):52-70.

130. Ahmadi H, Ebrahimi A, Ahmadi F. Antibioticoterapia em medicina dentária. *Jornal Internacional de Medicina Dentária.* 2021;2021(1):594-624.

131. Dodd RB, Dodds RN, Holcomb JB. Uma sinusite maxilar induzida

endodonticamente. *Journal of endodontics*. 1984 Oct 1;10(10):504-506.

132. Ganesan K, Rathod N. Sinusite maxilar. *Cirurgia Oral e Maxilofacial para o Clínico*. 2021:475-489.

133. Santoro V, Lozito P, De Donno A, Grassi FR, Introna F. Extrusão de materiais de obturação endodôntica: aspectos médico-legais. dois casos. *Jornal de Odontologia Aberta*. 2009; 3:68-79.

More
Books!

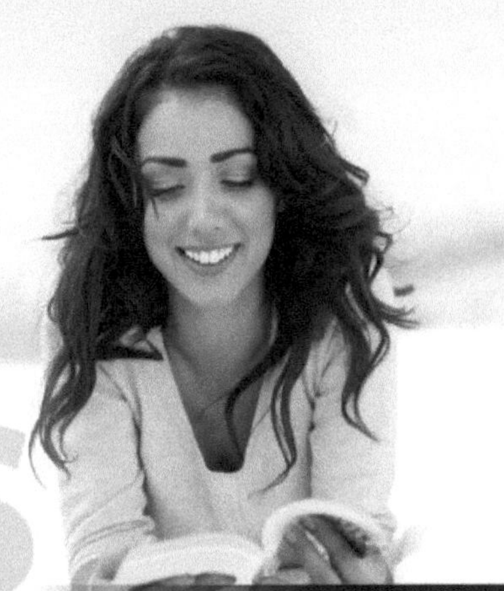

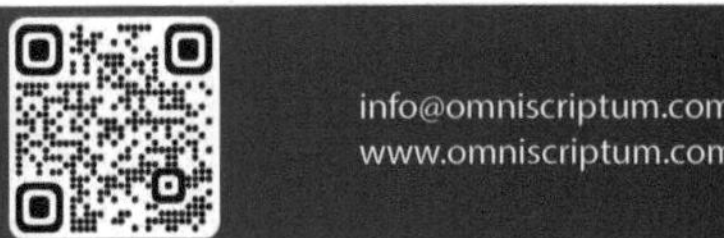

info@omniscriptum.com
www.omniscriptum.com
OMNIScriptum

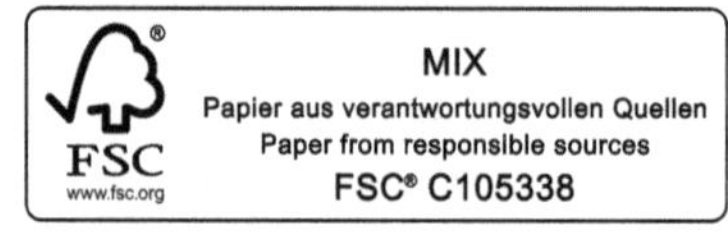

Printed by Books on Demand GmbH, Norderstedt / Germany